PLOMBIÈRES

SES EAUX ET LEUR USAGE,

AVEC

DES CONSIDÉRATIONS

SUR LEUR ANTIQUITÉ, LEUR COMPOSITION NATURELLE, LES PRINCIPES DE LEUR ACTIVITÉ CURATIVE, LES INDICATIONS QUI DOIVENT EN FAIRE MODIFIER L'ADMINISTRATION,

ET

UNE NOUVELLE THÉORIE

SUR LA CAUSE DE LA CHALEUR DES EAUX THERMALES,

PAR J. B. DEMANGEON,

Docteur en philosophie et en médecine, ancien professeur d'accouchement à Epinal, Membre de l'Académie royale de Médecine de Paris, de la Société de Médecine et de la Société d'Emulation de la même ville, de la Société des sciences, lettres, arts, de Nancy, de la Société d'Emulation du département des Vosges, etc.

Remedia, remedia non sunt nisi quis dextrè utatur.

PARIS,

LIBRAIRIE DES SCIENCES MÉDICALES

DE JUST ROUVIER ET E. LE BOUVIER,

RUE DE L'ÉCOLE-DE-MÉDECINE, 8.

1835

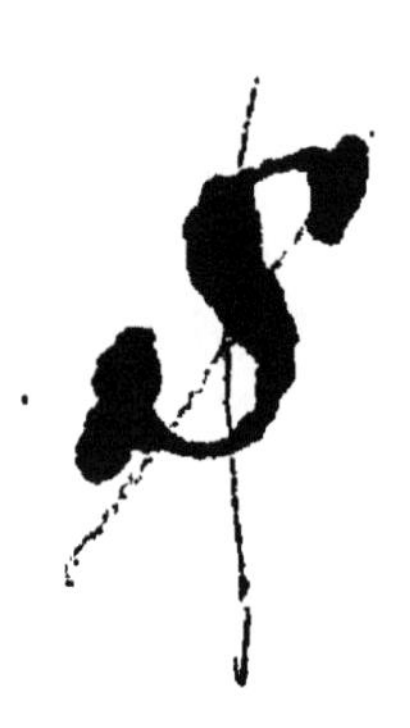

PLOMBIÈRES

SES EAUX ET LEUR USAGE.

IMPRIMERIE DE DUCESSOIS,
Quai des Augustins, 55.

PLOMBIÈRES

SES EAUX ET LEUR USAGE,

AVEC

DES CONSIDÉRATIONS

SUR LEUR ANTIQUITÉ,

LEUR COMPOSITION NATURELLE, LES PRINCIPES DE LEUR ACTIVITÉ CURATIVE, LES INDICATIONS QUI DOIVENT EN FAIRE MODIFIER L'ADMINISTRATION,

ET UNE

NOUVELLE THÉORIE

SUR LA CAUSE DE LA CHALEUR DES EAUX THERMALES.

PAR. J.-B. DEMANGEON,

Docteur en philosophie et en médecine, ancien professeur d'accouchement à Épinal, Membre de l'Académie royale de Médecine de Paris, de la Société de Médecine et de la Société d'Emulation de la même ville, de la Société des sciences, lettres et arts de Nancy, de la Société d'Emulation du département des Vosges, etc., etc.

Remedia, remedia non sunt nisi quis dextrè utatur.

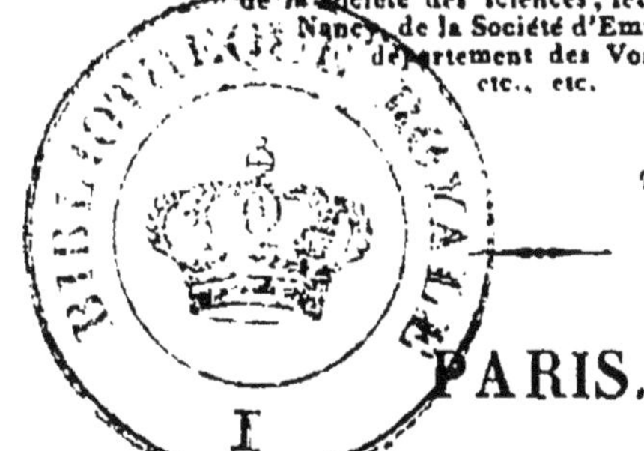

PARIS.

Librairie des Sciences Médicales

DE JUST ROUVIER ET E. LEBOUVIER,

Rue de l'Ecole-de-Médecine, 8.

1835

TABLE
DES MATIÈRES

FIN DE LA TABLE.

PRÉFACE.

La réputation des eaux minérales et thermales de Plombières est établie depuis long-temps sur un trop grand nombre de cures surprenantes, pour que j'aie cru devoir encore m'en occuper après tant d'ouvrages publiés sous ce rapport. J'ai préféré faire connaître aux étrangers ce qu'ils ont le plus besoin de savoir en arrivant, et qu'on leur laisse ordinairement ignorer. Jugeant qu'il serait aussi intéressant pour eux d'avoir une idée de l'ancienneté des établissemens de Plombières, j'ai fait un examen critique des opinions les plus accréditées sur ce sujet, en me livrant à de nouvelles recherches ;

ce qui m'a donné lieu de relever bien des erreurs. Les progrès du temps qui marche toujours, en amenant des changemens dans les mœurs, en produisent aussi dans les usages, et cela m'a porté à faire un examen comparatif des établissemens actuels avec les anciens, pour assigner aux changemens opérés leur degré d'utilité et d'amélioration. J'ai établi sur la ruine des hypothèses imaginées pour expliquer les causes de la chaleur des eaux thermales, une nouvelle théorie sur des bases plus larges et moins contestables que celles de ceux qui m'ont précédé. J'ai fait incidemment la critique de l'application trop exclusive de la nouvelle doctrine médicale à la pratique et à l'administration de nos eaux, dans le but d'être utile aux étrangers comme aux habitans de Plombières. Si mes remarques provoquent aux perfectionnemens et aux améliorations désirables, je croirai avoir atteint mon but, et je me trouverai en quelque sorte dédommagé de la peine et du désagrément que l'on éprouve toujours, quand on a à faire connaître des fautes et des erreurs, quelle que soit la modération avec laquelle on s'acquitte de ce devoir en écrivant. Malheureusement l'auteur le plus véridique et le plus soigneux, ne peut jamais se vanter de n'être pas tombé lui-même dans quelques fautes et quelques erreurs, parce que l'erreur est un apanage de la nature humaine : *Errare humanum est.* Cette sentence porte avec elle l'excuse de tous ceux qui ont erré de bonne foi, et je n'en veux profiter que sous ce rapport. Ce n'est au reste pas sur des aperçus fugitifs, ni sur des données équivoques ou douteuses, que j'ai écrit, car, depuis 1823 que ma santé, très altérée par la fatigue, m'a forcé de quitter Paris où j'avais exercé la médecine pendant vingt ans, j'ai passé chaque année plusieurs mois de la saison des eaux à Plombières, tant pour en user moi-même, que pour diriger un grand nombre de malades qui se sont adressés à moi, et j'avais déjà eu occasion de les étudier auparavant, lorsque j'habitais Épinal. C'est pour donner plus de maturité à mes observations que j'ai cru devoir tarder aussi long-temps à les publier. Maintenant c'est au public à juger de leur mérite et de l'opportunité de leur publication.

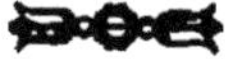

PLOMBIÈRES,

SES EAUX ET LEUR USAGE.

CHAPITRE I.

De la localité de Plombières.

Plombières est une petite ville de quinze cents ames, située dans une vallée profonde sur la limite méridionale du département des Vosges, sous les 4° 6′ de longitude, et 47° 51′ de latitude; à 6 lieues d'Épinal, 18 de Lunéville, 22 de Nancy, au nord; 5 de Luxeuil, 12 de Vesoul, 25 de Besançon, 30 de Langres, au midi; 3 de Remiremont, 19 de Mulhausen, 28 de Bâle, à l'est; 5 de Bains, 13 de Mirecourt; 17 de Contrexeville par Mirecourt, 18 de Bourbonne-les-Bains par la traverse, et 25 par la route de la poste, à l'ouest. L'on peut y arriver par ces quatre points principaux. Mais la route la plus fréquentée et la plus commode pour les voitures publiques est par Nancy depuis Paris, dont le trajet de 84 lieues est divisé en deux moitiés égales par Châlons-sur-Marne. Les frères Régnier qui font le service du courrier, ont à la disposition des voyageurs deux diligences qui vont chaque jour, l'une de Nancy à Plombières, et l'autre de Plombières à Nancy. Ceux qui voyagent dans leur voiture auront de Paris à Plombières 49 postes et 1/2 par la route de Troyes et Vesoul, et 51 postes et 1/2 par Nancy et Épinal. Il n'y a que 48 postes et 1/2 de Paris à Plombières par Ligny, Neufchâteau, Mirecourt et Épinal. L'on abrégerait encore plus, en passant par Montmirail, Châlons, Ligny, Neuchâteau, etc. Mais cette route est moins belle, moins commode et moins bien servie par la poste et les auberges.

Pour résumer ce qui concerne la localité de

Plombières en une sorte de tableau, il faut s'en représenter la situation au fond d'une profonde vallée, entre deux hautes montagnes dans la direction de l'est à l'ouest, que le prolongement direct des routes d'Épinal au nord et de Luxeuil au midi viendrait couper en angles droits, si, à une petite demi-lieue de la ville, pour y aborder par une descente ménagée, ces deux routes ne se détournaient vers l'est sur le revers de chaque montagne, pour venir se joindre en forme de fer à cheval, par leur rencontre sur un pont placé devant le bain des dames. C'est dans le milieu ou la concavité de cette figure, que se trouvent tous les établissemens de bains, l'hôtel de ville supporté par des arcades sous lesquelles on se promène par la pluie, et en buvant l'eau de la fontaine du Crucifix située à côté, les rues Royale et de la Filerie habitées par la presque totalité des logeurs, dont les maisons, composées de trois étages dans la première de ces rues et de deux étages dans la seconde, sont, du côté du midi, alignées et divisées en deux corps de logis, par des cours formées sur les voûtes sous lesquelles coule le ruisseau de l'Eaugronne, avec des ouvertures de décharge pour les immondices.

Au bas de la rue de la Filerie, se trouvent un moulin à grain, et la poste aux chevaux, contiguë à une petite promenade. Entre chaque route et les maisons des logeurs, il y a de petits jardins en amphithéâtre sur le revers des montagnes qui plus haut laissent apercevoir, depuis la rue Royale qui est très large et les logemens qui s'y trouvent, des maisons isolées parmi des touffes d'arbres verts, entrecoupées par des nappes de verdure où paissent les bestiaux ; et ces paysages qui reposent agréablement la vue, couronnent aussi les montagnes qui semblent toucher aux nuages à l'imminence de la pluie.

A la descente de la route du nord, l'on voit, sous le nom de *faubourg d'Epinal*, une enfilade de maisons de près d'un quart de lieue de longueur, presque toutes adossées contre la partie la plus élevée du revers, la plupart petites, servant de logemens à des ouvriers; et à la descente de la route du midi, il y a, tout près du bain des dames, un autre petit faubourg, composé de maisons d'ouvriers, avec quelques-unes de logeurs, de remises, et de la caserne de la gendarmerie qui en est le bâtiment le plus haut et le plus apparent.

Contigus à la convexité extrême de l'ovale ou

du fer à cheval formé par la rencontre des deux routes, se trouvent, à gauche du ruisseau, un hôpital de vingt-quatre lits, fondés par Stanislas, l'hôtel de l'Ours, quelques maisons de logeurs, des boucheries, un moulin à grain, et plusieurs habitations d'ouvriers; et à droite du ruisseau se voit d'abord l'église en face de la rue Royale; et l'on entre, par son côté septentrional, dans un autre petit faubourg sur la route de la Suisse ou de Remiremont, où il y a encore quelques logeurs, des aubergistes, des marchands, des ouvriers, une salle d'école primaire, un petit café, et de vastes remises pour les voitures des étrangers.

Toutes les rues sont très bien pavées le long des maisons en dalles pareilles à celles des couloirs des bains, et, dans leur milieu, en pierres équarries. Offrant partout une pente légère, elles sont toujours propres et rendent la marche et la promenade faciles dans l'intérieur.

Il y a au-dessus du bain Royal, au midi de l'entrée de la rue de la Filerie, un petit théâtre où l'on joue, durant la fréquentation des eaux, deux ou trois fois par semaine. Il communique, par une galerie jetée en forme de pont sur la rue, à une salle de billard et à un beau salon placé au-dessus du bâtiment du bain tempéré, qui n'est séparé de celui du bain Royal que par la rue, et se trouve placé en perspective à l'extrémité et au milieu de la rue Royale, où l'on voit aussi fumer, un peu plus haut, l'ancien grand bain entre deux terrasses, l'une au midi, élevée d'un peu plus d'un mètre, et l'autre au nord, à fleur du pavé, sous lesquelles on se baigne, et que les voitures tournent de chaque côté. Le salon, qui a un grand balcon sur lequel on peut respirer l'air libre et voir tout ce qui se passe dans la rue Royale, offre aux amateurs quatre ou cinq journaux différens, un orgue et un beau piano à l'usage des dames et des messieurs qui veulent faire de la musique, outre celle qu'on peut y faire venir, plusieurs tables à jouer, plusieurs lustres que l'on allume le soir, des chaises et des fauteuils à choisir; tout autour il y a une tapisserie fraîche avec de grandes glaces fixées au mur, et une estrade bien rembourrée en forme de sopha pour se reposer. Il y a aussi, pour échauffer le salon au besoin, une cheminée avec âtre et manteau en beau marbre des Vosges, qui forme également le dessus des consoles en acajou, placées entre les croisées, et d'un guéridon autour duquel on lit le soir les journaux, à la lueur d'une lampe à cylindres de plusieurs tiges. On y donne régulièrement, le jeudi et le dimanche, un bal où brillent les plus belles femmes avec les parures les plus riches et les plus recherchées, et dont l'entrée n'est accordée qu'à la bonne société, au prix de deux francs par personne. Les autres jours de la semaine ce sont des amusemens variés, tels que danses, jeux, lectures, conversations, et l'on y organise parfois, en faveur des pauvres, des loteries qui offrent, pour les billets sortans, une grande variété d'objets utiles et agréables provenant du travail des dames dans leurs instans de loisir aux eaux, ou choisis chez les nombreux ouvriers en fer poli, les tourneurs et les marchands de Plombières; et ce qui amuse dans ce jeu utile, c'est que le hasard fait souvent revenir, par des billets sortans, les lots à ceux qui en avaient fait la dépense en faveur des pauvres. On s'abonne au salon moyennant six francs par saison de trois semaines, et on y reçoit aussi des demi-abonnemens. A ce prix on a la faculté d'y lire les journaux, d'y entrer à volonté, si ce n'est le jeudi et le dimanche durant le bal, qui se paie à part,.

d'y être spectateur des jeux et d'y voir son nom inscrit par rang d'ancienneté, avec ceux des autres abonnés, sur un grand tableau suspendu dans la salle de billard, qui communique au salon par deux portes à deux battans qui restent ouvertes durant les bals, pour faciliter la circulation et rendre l'air moins chaud et moins épais. Le confiseur Constant-Girardin y fournit des glaces, des sorbets, et autres rafraîchissemens à volonté. Le salon est d'autant plus confortable qu'il n'y a dans la ville qu'un petit café, près la fontaine du Crucifix, qui est loin de ressembler au café Chabert de Baden.

De la salle de billard, l'on peut aller de plein pied respirer l'air libre sur une terrasse fleurie au-dessus du bain des Capucins, et depuis la salle de comédie, où il se donne aussi des concerts et des séances de prestidigitateurs, l'on peut descendre par une terrasse qui est à son niveau, deux ou trois marches, pour entrer dans un jardin public et contigu, où il y a des allées bien ombragées et garnies de bancs, un réservoir d'eau jaillissante et deux grottes taillées dans le roc, l'une qui offre des bancs pour se reposer à l'ombre du soleil du midi, et l'autre munie d'une grille qui renferme une source d'eau savonneuse sous un beau tapis toujours vert d'hépatite des fontaines. De ce jardin l'on peut, en montant, gagner la route et le faubourg de Luxeuil, et, en descendant, la cour du bain royal et la rue de la Filerie.

Il y a deux autres promenades publiques qui sont contiguës au bourg de Plombières; l'une très grande, à l'est, longe la route de Remiremont; et l'autre plus petite, à l'ouest, ouvre un chemin et un sentier bien unis. Celui-ci conduit à une forge et filerie de fer dont les roues sont mises en mouvement par l'eau d'un canal le long duquel il est pratiqué, et le bord est ombragé au nord-est par une lisière de bois, et au sud par deux grands tilleuls sous lesquels se trouvent deux bancs. Le chemin, à gauche duquel on trouve à peu de distance un beau jardin rempli de fleurs, dont le propriétaire, M. Husson, laisse l'entrée libre aux étrangers, conduit dans une belle prairie arrosée par l'Eaugronne, et doit établir prochainement, comme route déjà commencée, une communication facile et utile entre Plombières et Saint-Loup, petite ville assez commerçante à la distance de trois petites lieues.

La grande promenade, qui est très belle, porte

aussi le nom de *Promenade des Dames*, parce que le roi Stanislas la fit faire, en 1762, pour l'arrivée à Plombières de ses petites-filles mesdames Adélaïde et Victoire de France. Elle offrit, pour son établissement, des difficultés qui paraissaient insurmontables, ayant remplacé un pré marécageux resserré entre deux montagnes, auxquelles il fallut faire des coupures dans le roc, surtout au nord, et quelquefois à la hauteur de 30 à 40 pieds, en y pratiquant des mines pour les faire sauter par la poudre à canon, dont on dépensa environ quatorze milliers; et il fallut, à cause de l'humidité causée par des filets d'eau, substituer des cartouches de ferblanc aux cartouches de carton goudronné qui manquaient leur effet. On creusa aussi dans le roc deux canaux de 12 pieds de large, où se distribuent les eaux des deux ruisseaux de l'Eaugronne et de Saint-Antoine, dont le confluent, qui est à deux ou trois cents pas plus haut, fait perdre son nom à celui-ci, qu'on laisse à droite en allant à Remiremont, distant seulement d'une demi-lieue de l'origine du premier, origine qui se trouve dans des tourbières ou marais qui lui ont fait donner son nom; car on désigne en latin les tourbières et marais par les mots *gronna* et *grunna*, et c'est à tort que des étymologistes peu difficiles l'ont dérivé de *grogner*, ou d'*eau qui grogne*; comme si le murmure d'un ruisseau ressemblait aux cris d'un cochon. Les canaux qui reçoivent les eaux de ces deux ruisseaux offrent à leurs extrémités deux fers à cheval sur chacun desquels on a établi un pont avec des barrières en balustrades, et enferment la promenade comme une île, par leur réunion à l'entrée de la ville. La promenade que je n'ai pas mesurée a, selon Martinet, 130 toises de long sur 20 de large, et selon dom Pierre Tailly, elle aurait approchant 250 toises de long. Elle se compose d'une grande allée de 48 pieds de largeur, de deux autres collatérales de 24 pieds, et de deux contre-allées de 9 pieds au bord des canaux. Elle fut plantée de jeunes tilleuls qui existent encore, et comme ces arbres n'avaient pas assez d'apparence ni de verdure la première année, l'ingénieur Deklier de Lille, fit planter à côté de jeunes sapins verts qu'on remplaçait la nuit quand ils jaunissaient. On trouve disséminés au bord des allées des bancs de pierre recouverts de planches de bois pour obvier à la trop grande fraîcheur, et au milieu de la grande allée, une fontaine d'eau ferrugineuse qui coule dans une cuvette de grès, au fond d'un encaissement en pierre, surmonté d'une balustrade en fer. L'eau en est très fraîche, étant à 9 degrés Réaumur, et peut devenir nuisible quand, ayant chaud, on la boit à grands verres. Ce n'est pas ici le lieu de parler des promenades des environs, qui sont très variées et très pittoresques, et pour lesquelles les ânes, assez nombreux à Plombières, sont fort en vogue.

CHAPITRE II.

Des usages de Plombières.

En arrivant à Plombières, on pense naturellement à se loger, et la chose est d'autant plus facile, qu'excepté les habitans des faubourgs, tous les autres sont logeurs. Si vous arrivez par la route de Nancy, après la descente du faubourg d'Épinal, vous trouvez, à côté de l'église, l'hôtel de la *Tête-d'Or*, tenu par *M. Grondal*, et, si vous avez pris la route de Bourgogne, en passant par Luxeuil, vous trouvez en face du bain des dames, l'hôtel de *l'Ours*, tenu par *M. Hérisé*. Ces deux hôtels, qui ne le cèdent à aucun autre de toute la route, pour la bonté du service, étant très grands, reçoivent les voyageurs provisoirement ou à demeure fixe, pour une ou plusieurs saisons, car, à Plombières, les arrangemens se prennent à tant par jour, non pour un mois, mais pour une saison qui se compose de trois semaines, temps suffisant pour l'amélioration ou la guérison de plusieurs malades, quoiqu'un plus grand nombre aient besoin d'une saison et demie ou de deux saisons, mais presque toujours interrompues par une pause intermédiaire de quelques jours que les circonstances et les inconvéniens de la fatigue des eaux rendent nécessaire.

Un étranger qui, pour éviter l'embarras de défaire et refaire sa malle du jour au lendemain, veut se loger de prime abord chez un bourgeois, peut dans l'espace de moins d'une demi-heure, trouver un hôte qui lui donnera, au prix moyen de cinq francs par jour, une chambre garnie avec une table bien servie. Mais on n'a pas pour ce prix un des beaux appartemens du premier ni même du second sur le devant. Ceux-ci sont réservés pour les grandes fortunes ou pour les familles dont plusieurs individus logent ensemble, surtout dans la rue Royale, où toutes les maisons sont très rapprochées des bains, et ont au premier des balcons que l'on voit, ainsi que les croisées, se garnir de curieux, dès qu'un postillon annonce, en faisant claquer son fouet, l'arrivée ou le départ d'une voiture. Cette rue, belle, large et très vivante, se compose de maisons dont les façades ont été construites sur un plan régulier et uniforme par le roi Stanislas, après l'inondation désastreuse du 26 juillet 1770. Leur rez-de-chaussée est distribué en cuisines, en salles à manger, en chambres pour des malades impotens, et en boutiques pour les marchands du lieu et les forains qui s'y rendent en nombre dans le temps de l'usage des eaux. Les voyageurs qui n'ont point de connaissances sur les lieux pour les diriger dans le choix d'un hôtel, car on peut appliquer ce nom à toutes les maisons de la ville, reconnaîtront d'eux-mêmes les endroits où ils peuvent loger, en ce que les volets ou persiennes des chambres sur la rue restent fermés jusqu'après location. Il est à remarquer que dans le prix convenu pour le logement, avec un déjeuner à la fourchette et un dîner toujours bien servis, ne sont pas compris les vins, la bière, les liqueurs, le thé ni le café qui se paient à part, ainsi que les bains. Aussi beaucoup de personnes amènent-elles du vin pour leur usage, quoiqu'on en débite dans les auberges et dans quelques maisons de particuliers, à la bouteille, de différentes sortes, souvent assez médiocres et avec de gros bénéfices, à cause de la difficulté des transports et du danger des grands approvisionnemens dans les bonnes années ; les eaux thermales qui sourdent de toute part dans la ville, rendant les caves généralement mauvaises et peu propres à la conservation des vins.

Il est bon de savoir aussi qu'un arrangement convenu à tant par jour, sans autre explication, est supposé pris pour une saison, et que, si l'on voulait rester moins de temps, il convient de s'en expliquer d'avance, parce que cela changerait le prix, vu que cela peut faire manquer l'opportunité d'une location à plus long terme, et occasionner de la perte au propriétaire qui ne loue plus ou loue moins avantageusement, lorsque la foule diminue ou cesse. C'est pour éviter des changemens trop fréquens que les habitans de Plombières ont, dans leur intérêt commun, adopté la coutume de refuser un baignant qui voudrait quitter son premier hôte, à moins qu'il ne soit retourné à l'auberge, ou qu'il n'ait fait un voyage de plusieurs jours dans les environs avec ses effets, après une première saison. L'on obtient de meilleures conditions pour un engagement à long terme, parce que les logeurs n'ayant guère que trois mois au plus pour utiliser leur superflu, sont intéressés à ne laisser leurs appartemens vacans que le moins de temps possible, et qu'il y a ordinairement des non-valeurs de plusieurs jours dans le passage d'une location à une autre, outre qu'à chaque changement de locataire, on est dans l'usage non-seulement de renouveler le linge, d'aérer et de battre les couchages, mais aussi de laver les planchers des appartemens. Si j'entre dans ces détails, qui paraîtront peut-être minutieux, c'est parce que je sais que l'ignorance des usages de la localité a quelquefois occasionné des désagrémens que je voudrais épargner aux logeurs comme aux étrangers, dont quelques-uns s'imaginent pouvoir en agir avec les propriétaires de Plombières comme avec des aubergistes ordinaires que l'on quitte à volonté. Il faudrait au reste être bien difficile pour ne pas s'accommoder d'un premier hôte, car il n'est guère possible d'être plus prévenans, plus complaisans et plus honnêtes que les habitans de

Plombières. Aussi est-il rare que ceux qui fréquentent nos eaux pendant plusieurs années, ne rentrent pas dans les maisons où ils ont déjà logé, s'ils y trouvent place, ou n'y adressent pas leurs amis. Enfin l'espérance de se revoir et de se retrouver, d'un côté comme de l'autre, fait un besoin de l'honnêteté et des égards réciproques, et les logeurs tiennent à honneur de se rendre agréables aux étrangers et d'en obtenir la recommandation pour d'autres baignans.

Le service individuel se fait par des filles ou des femmes dans toutes les maisons et dans les bains, tandis que le service général des bains se fait par des hommes qui y sont attachés, par le fermier, et partout avec une complaisance et des attentions extrêmes. Dans beaucoup de maisons, il y a une domestique qui sert toute l'année sans recevoir de son maître autre chose que la nourriture, son gage étant calculé sur le nombre et la générosité des baignans qui n'en sont que mieux soignés par l'espérance d'une récompense honnête qu'aucun ne refuse lors de son départ. C'est un stimulant si puissant, qu'on a vu des domestiques de plusieurs hôtes se battre ensemble pour obtenir une préférence de bains, de douches ou d'étuves pour leurs baignans respectifs, et que plusieurs vont prendre les arrivans à la descente des voitures, pour les entraîner chez leurs maîtres, souvent avec l'assentiment de ceux-ci, et toujours avec la perspective de faire une meilleure année, en laissant le moins possible leurs chambres vacantes.

Quand on est parvenu à se loger, on s'enquiert ordinairement d'un médecin pour servir de guide dans l'usage des eaux, et il y a du choix à Plombières, car il y a trois médecins qui s'y tiennent en permanence toute l'année, et d'autres qui ont l'habitude de s'y rendre tous les ans à la bonne saison, comme le font aussi l'inspecteur qui y vient alors d'Épinal et le sous-inspecteur qui s'y rend de Rémiremont. A cet égard il conviendrait peut-être que chaque baignant arrivât muni d'une indication donnée par son médecin qui mieux que tout autre, peut juger de la capacité et de l'aptitude d'un confrère pour concourir au but d'une guérison qu'il désire et espère obtenir par l'effet des eaux médicinales, d'autant plus que dans leurs recommandations les logeurs peuvent n'être guidés que par des motifs d'intérêt personnel, et ne mesurer le mérite que sur la complaisance à les obliger ou sur des relations de parenté et d'amitié. Un titre d'inspecteur serait peut-être partout un motif de préférence, si l'expérience et les faits n'avaient mis hors de doute que les opinions politiques, l'intrigue et la faveur font non-seulement obtenir les places vacantes, mais ont aussi plus d'une fois fait déplacer l'un pour placer l'autre, sans égard pour le mérite, et que d'ailleurs la prévention a aussi sa part d'influence surtout depuis l'irruption des gastrites dans le domaine de la médecine, qui cependant n'a jamais brillé par l'adoption aveugle ou trop exclusive d'un système, surtout avant que les bases n'en aient été suffisamment établies par l'expérience et l'observation. La suffisance que tant de jeunes docteurs ont puisée dans le système des gastrites, suffisance qui leur a fait mépriser et regarder comme inutiles les autres sources d'instruction, n'a pas été favorable à nos eaux, parce qu'en leur prêtant des propriétés irritantes qui ne leur viennent la plupart du temps que du mode d'administration, on en a interdit la boisson dans presque toutes les affections de l'estomac et des intestins, qui se guérissent principalement en les buvant seules ou avec des correctifs appropriés aux besoins et aux susceptibilités variés des individus. Enfin, le talisman de la prévention a offusqué les adeptes du système au point qu'ils trouvaient même les eaux thermales de Plombières trop irritantes pour être administrées en bains, et qu'ils y substituaient de l'eau commune en la faisant chauffer à la cheminée des logeurs. C'était rendre nos eaux responsables de l'inexpérience qui les faisait mal administrer, ou qui avait empêché d'en reconnaître d'abord l'inopportunité pour le traitement de malades qui probablement avaient déjà pris et pouvaient retourner prendre encore plus commodément des bains domestiques chez eux.

C'est ainsi qu'une théorie, qui a rendu l'étude et l'exercice de la médecine si facile, en dérivant presque toutes les maladies d'une même cause, la phlegmasie, et en les assujétissant, malgré leurs différences réelles, au même traitement, celui des sangsues, de la diète lactée, de l'eau de gomme ou de guimauve et des cataplasmes, a fait manquer à nos eaux un grand nombre de guérisons qu'elles pouvaient opérer, et que la crainte de l'irritation du remède a éternisé les convalescences, en laissant subsister l'irritation du mal. Mais pour approprier nos eaux aux besoins et aux idiosyncrasies variés qui se présentent, et les rendre sédatives en même temps que curatives, il suffit presque toujours d'en changer la température, en l'élevant ou en la rabaissant suffisamment, et en en modifiant l'action par des additions convenables, dont une des plus sédatives me paraît être l'extrait de saturne, que le docteur *Nauche* de Paris emploie heureusement depuis long-temps dans les bains ordinaires, et que j'ai moi-même employé avec le plus grand succès dans les bains d'eau thermale de Plombières, entre autres pour madame Hulin, qui, logée chez M. Blaise en 1834, se baignait dans la maison des dames, en face, et dont les cuisses enflammées avec gonflement à la suite de sinapismes trop prolongés, ne pouvaient même supporter les cataplasmes les plus anodins et les plus doux, tant en étaient grandes la douleur et l'irritation sympathiquement répandues dans les parties voisines. Eh bien! les bains d'eau thermale, avec addition d'une once d'acétate de plomb liquide dans chacun, l'ont calmée et guérie en peu de jours. Il en sera d'ailleurs parlé plus tard sous plus d'un rapport. Je ne crois pas que l'on puisse citer une expérience plus décisive, pour prouver que nos eaux bien administrées et modifiées d'après les indications qui se présentent, n'ont pas les propriétés irritantes que la prévention puisée dans un système indigeste ou des connaissances superficielles, ont voulu leur attribuer. En France, la mode peut quelquefois dominer la raison et même la science ; mais elle n'a qu'un temps.

Avant d'avoir pris l'avis d'un médecin, un voyageur qui arrive, peut, pour se délasser, désirer un bain de peu de durée. Dans ce cas, l'on envoie la domestique de la maison prévenir le garçon du bain, ou l'on s'y fait conduire directement par elle, car le bain peut se trouver prêt avant qu'on n'ait fini de se déshabiller pour y entrer. Pour pouvoir se baigner dans un bassin en commun, il faut toujours avoir pris à Plombières même, et non ailleurs, un bain d'ablution ou de *propreté*, selon le langage du lieu. L'usage veut aussi, quand on ne se baigne pas dans un cabinet fermé, que, pour entrer au bain, l'on soit vêtu d'une longue chemise de flanelle ou de grosse toile grise, qui ne dessine pas trop les formes, et qui enveloppe le corps du cou aux pieds. On peut la commander sur les modèles usités, ou l'acheter toute faite chez plusieurs marchands de Plombières. Un autre usage qui surprendra davantage les novices (siècles futurs, vous ne pourrez le croire!) c'est que, moyennant ce vêtement, les hommes et les femmes se baignent à côté les uns des autres dans les mêmes eaux, et ne sont séparés dans les bassins que par une paroi en pierres à plusieurs ouvertures au fond du bain, élevée d'environ un pied au-dessus du niveau de l'eau; et, autour des bassins, les baignoires des hommes et des femmes se touchent, entremêlées les unes parmi les autres. Il n'y a que neuf ou dix ans que l'on a progressé à ce degré de décence ou de moralité, car auparavant nos bons ancêtres, n'y regardant pas de si près, se baignaient dans la même piscine, pêle-mêle comme des poissons, le mari avec sa femme, ses fils ou ses filles groupés ensemble à côté d'un magistrat, d'un prêtre, d'une dame, et, ce qui pis était, quelquefois à côté de personnes affectées d'ulcères ou de vices de la peau assez dégoûtans. Ce dernier incident n'a plus lieu, car, depuis quelques années, il faut, pour obtenir l'honneur de la piscine, être muni d'un permis de l'inspecteur, qu'il donne gratis et n'accorde qu'aux peaux nettes, car un simple cautère est un motif de refus. On en est quitte pour le lui aller demander ou le lui faire demander par son médecin, à la parole duquel il s'en rapporte, pour l'honneur de l'état.

Allant de plus fort en plus fort, je dirai aussi que la fille de service du logeur a, non-seulement soin de faire chauffer sur un panier d'osier à claire-voie, au milieu duquel est suspendu un réchaud de braise, le linge nécessaire au sortir du bain, mais aussi très souvent de jeter sur le dos du baignant dégarni de sa chemise, un drap chaud pour l'essuyer, et de l'aider à mettre ses vêtemens, s'il n'en a pas la facilité, ou s'il est assez commode pour se faire aider sans nécessité. Mais honni soit qui mal y pense ! L'étonnement et les susceptibilités morales s'usent peu-à-peu par l'habitude et l'exemple, et même d'autant plus vite qu'on se trouve bien de ces usages dus à la simplicité de nos montagnards, qui, n'en voyant point résulter de mal, n'en supposent point. En effet, ce n'est point dans des bains fréquentés par la meilleure société que l'on peut se permettre des actions répréhensibles, parce que pour y être respecté, ou seulement toléré, il faut respecter les autres. S'il en était autrement, il faudrait craindre la même chose dans les bals, les théâtres, et même les églises où les vêtemens sont un peu plus séduisans qu'une longue enveloppe de laine avec un foulard ou un bonnet sur la tête.

On a déjà agité plusieurs fois la question de remplacer les femmes dans leur service particulier par des hommes que l'on attacherait aux bains. Mais la chose ne me paraît pas facile à exécuter, car, outre que la bonté du service en souffrirait, il en résulterait nécessairement un surcroît de dépenses et un encombrement ou confusion de gens de service, puisqu'on ne pourrait exclure les filles du service des dames qui fréquentent les mêmes eaux que les messieurs. Ce serait en quelque sorte tomber de fièvre en chaud mal, et je crois qu'il y a économie et utilité publique à ne pas enlever les hommes des travaux où les femmes ne pourraient les remplacer, pour les charger d'une besogne dont celles-ci s'acquittent très bien, et mieux qu'ils ne pourraient le faire. D'ailleurs, quel avantage réel en résulterait-il, puisqu'il ne se passe rien d'incivil en public, et que dans le particulier, on doit supposer le bien, quand rien n'annonce le mal? J'ai cependant lu quelque part qu'un jenne baron se baignant en 1824, dans un bassin encore destiné alors aux deux sexes, ayant rencontré un pied virginal avec le sien, fut fortement électrisé par le contact qui dut être d'autant plus bref, qu'il était plus innocent, et dont il n'aurait pas parlé sans cette dernière circonstance, effet qu'il ne dit pas avoir jamais éprouvé par le contact prolongé et répété des plus belles mains virginales dans un bal. Si c'est parce que l'usage des gants est un moyen d'isolement contre l'électricité, il est à regretter qu'avant 1824, l'usage des chaussettes n'ait pas été de rigueur aussi bien que la grande chemise, pour entrer dans un bain commun aux deux sexes. L'effet moral d'une paire de chaussettes au bain me paraît aussi incontestable que celui d'une belle paire de gants au bal.

Sans insister sur des griefs de pure fantaisie, je crois que ce serait un véritable progrès, c'est-à-dire une amélioration, d'établir, dans chaque bâtiment de bains, un chauffoir ou un vestiaire assez vaste pour chaque sexe, avec une cheminée par où s'échapperaient les vapeurs de la braise; et comme il s'est fait plusieurs fois des soustractions d'effets, l'on y établirait un gardien à l'un et une gardienne à l'autre, pour la tranquillité des baigneurs qui y échangeraient leurs vêtemens contre la chemise voulue et réciproquement, avec la certitude de n'avoir rien d'échangé ni de perdu au sortir du bain. Cela ne serait pas impraticable ni très coûteux, et remplacerait avantageusement les vestiaires actuels qui sont trop petits, n'ont point de cheminée pour porter au dehors les vapeurs de la braise qui sert à échauffer le linge, ni de gardien pour en empêcher l'entrée aux personnes qui n'ont rien à y faire, et les méprises de celles auxquelles l'usage en est destiné.

Un autre progrès à désirer serait l'établissement d'une salle d'attente avec cheminée et feu au besoin, tant pour ceux qui arrivent avant que leur bain particulier de succession ne soit vacant ou apprêté, que pour ceux qui, poussés hors de leur baignoire par un remplaçant, à heure fixe, sont obligés, au sortir du bain, de subir les averses prévues et imprévues pour regagner leur logement sans avoir un seul coin convenable, même pour attendre l'arrivée d'un parapluie, qui puisse les soustraire aux douches atmosphériques que leur médecin ne leur prescrit pas. Ce sont là des améliorations moins contestables que la division que l'on a faite, depuis quelques années, du bassin du bain tempéré en quatre cases circulaires, sous prétexte d'obtenir une plus grande variété de température. Avant l'existence de ces quatre cases, un peu plus grandes que des cuves de tanneur, qui n'ont qu'un siége circulaire, partout de la même hauteur, malgré la diversité des tailles et des besoins, l'ancien bassin offrait du côté des sources les moins chaudes un degré de chaleur de moins que du côté des sources les plus chaudes; et comme il y avait un demi-degré de plus ou moins dans la température intermédiaire, il en résulte que le bénéfice de la variation de température que l'on prétend avoir obtenue est toute négative et se réduit à moins de zéro, puisque le prétendu perfectionnement n'a produit que deux différences au lieu de trois qui existaient, que la transition de l'une à l'autre pouvait se faire progressivement, et non brusquement et en sortant de l'eau comme aujourd'hui, et que, pour les siéges, il y avait aussi trois différences d'élévation, ménagées par trois rangs de gradins de diverses hauteurs, au moyen desquels on pouvait graduer son immersion dans l'eau, descendre et remonter par tous les bords, sans déranger personne, comme cela a encore lieu aux bains Royal, des Dames, des Pauvres, des Capucins, qui, n'offrant pas les mêmes graduations de température que l'ancien bassin du bain tempéré, sont restés dans leur premier état, précisément parce qu'il y aurait eu moins d'inconvéniens à y faire des changemens qu'à ce dernier. Ce perfectionnement, puisque c'est le nom donné à un changement, sinon plus utile, au moins plus flatteur pour le coup-d'œil, en ce qu'on a substitué le marbre des Vosges à la pierre de grès, dans les parties les plus apparentes, a encore eu pour résultat, en diminuant l'espace, de ne rendre le bain accessible qu'à un plus petit nombre de personnes, qui s'y trouvent parfois serrées au point que les mouvemens y deviennent difficiles et incommodes, tout en forçant les petites tailles et ceux qui ne doivent prendre que des demi-bains, à empiler pierre sur pierre pour se procurer des siéges à hauteur convenable. Pour conclure, de ce qu'il y va beaucoup de monde, que le changement a été favorable, il faudrait qu'il n'y en eût pas eu encore davantage auparavant. Je ne sais si c'est le même esprit d'innovation à rebours du progrès, qui avait fait supprimer les caisses en bois qui conservent bien, même dans un air frais, la chaleur des vapeurs de l'eau thermale dans des étuves partielles, pour y substituer des caisses en ferblanc, qui, ne conservant pas la chaleur contre l'air extérieur, ont dû être supprimées dès la même année, à cause de leur inutilité ; car on ne pouvait plus obtenir de sueurs dans ces boîtes métalliques. Tel est le fruit d'un génie enfantin qui préfère les beaux joujoux aux choses utiles.

Le long affublement dont sont enharnachés les baignans, permet au médecin de les voir au bain pour s'assurer de sa température et de son action, qui, trop forte, accélère le pouls et colore le visage, en faisant porter le sang à la tête ; ce qui arrivant, doit en faire baisser la température et en abréger la durée, surtout dans les affections nerveuses et subinflammatoires, qui en seraient aggravées plutôt que soulagées. Ces visites dans le bain procurent une économie de temps pour les médecins qui, par là, peuvent voir un plus grand nombre de malades avant le déjeuner qui se fait à dix ou onze heures, au gré des étrangers, car les habitans dînent à midi, et soupent vers sept ou huit heures, après le dîner de leurs hôtes. Cette économie de temps tourne aussi à l'avantage des baignans qui, obligés de se recoucher, après le bain, pendant environ une heure, dans un lit chauffé au moine ou à la bassinoire, n'aiment pas à être éveillés par leur médecin, s'ils se rendorment, ni à être dérangés en s'habillant, quand l'annonce du déjeuner les a surpris au lit, ce qui n'est pas rare. Il arrive d'ailleurs qu'immédiatement après le déjeuner, les ânes se trouvent à la porte pour la promenade, dans la semaine, et que le dimanche, on soigne son costume pour assister à la messe, qui se dit à onze heures et demie pour les baignans, afin de ne pas les mettre, ce jour-là, dans l'alternative d'interrompre leurs exercices thermaux, ou de manquer cet acte de dévotion, dont leur absence porterait préjudice aux pauvres par la diminution du produit de la quête, que le curé du lieu, M. Maffioli, sait rendre très profitable par le choix qu'il fait de la quêteuse, à laquelle il laisse le soin de se faire donner la main par un cavalier de son gré. Toutes ces quêteuses sont si bien parées et si gracieuses, que le plus dur chrétien se croirait maudit dans ce monde et damné dans l'autre, s'il ne faisait passer une pièce honnête de sa bourse dans la leur.

Ceux qui ne veulent pas se contenter des connaissances que le hasard fait faire aux bains, au salon, à la promenade et à table d'hôte, peuvent se procurer, au prix de trois francs, un livret écrit à la main, qui, outre des renseignemens sur l'arrivée et le départ des courriers, leur indiquera le nom et le logement des étrangers déjà arrivés. Le valet de ville, qui vous fournira ce livret, en s'assujétissant à y inscrire successivement par rang d'ancienneté les noms des nouveaux venus, pourra, à défaut d'autre personne, porter une carte avec votre nom et votre demeure aux personnes inscrites sur le livret, dont vous souhaitez faire la connaissance. Quand on en a reçu une en retour, l'on peut s'aboucher par des visites réciproques, que l'on est sûr de voir agréer après l'échange des cartes. Il est aussi d'usage que les commensaux et les locataires du même hôte fassent leur visite de bienvenue aux premiers arrivés, selon l'adage : *Advenientis est dicere ave.* Il n'y a d'exception que pour les dames qui ne font pas les premières visites à des messieurs inconnus, si ce n'est pour d'autres raisons que la communauté d'hôtellerie. Pour ne pas faire soupçonner des motifs d'intérêt, la plupart des médecins s'abstiennent aussi de faire les premières visites sans invitation, à moins que dans le cas de relations déjà établies.

CHAPITRE III.

Exposé des opinions des anciens et des modernes sur Plombières.

Les anciens distinguèrent et dénommèrent les différentes espèces d'eaux médicinales d'après quelque principe qui s'y trouvait réellement ou qu'ils y supposaient, en y attachant des propriétés particulières. C'est ainsi qu'ils admettaient, dans les sources métalliques, des eaux d'or, douées d'une vertu corroborante, astringente et létificante; des eaux d'argent, appropriées aux palpitations de cœur; des eaux ferrugineuses, propres à fortifier l'estomac; des eaux d'airain, bonnes contre la colique et l'embarras des reins; des eaux cuivreuses, pour guérir la cachexie et les pâles couleurs; des eaux plombaires ou plombées, qui, désséchantes, sont souvent nuisibles à l'intérieur, au lieu qu'à l'extérieur elles sèchent, détergent, fortifient, ramollissent les duretés et en opèrent la résolution. C'est dans la dernière catégorie de cette classification que les eaux de Plombières ont été rangées, comme on peut s'en convaincre par la lecture des citations latines que je vais rapporter après en avoir donné la traduction ci-dessus [1]. Pierre Gontier de Roane à qui j'ai emprunté ce qui précéde, dit ailleurs, les thermes plombères, *plomblières* en Lorraine, tirent leur nom de la grande quantité de plomb qu'ils contiennent; autrefois on n'en

[1] Præter aquas nuper recensitas, sunt aliæ quæ ab ipsis metallis appellationem suam sortiuntur, viresque suas mutuantur; ὕδατα χρύσεα, *aquæ* scilicet *aureæ*, quæ vi adstringente cor lætificant et vitalem facultatem corroborant; αργύρεα ὕδατα, *argenteæ*, quæ palpitationi cordis conferunt: σιδήρεα ὕδατα, *ferreæ*, stomacho robur conciliant: χάλκεα, *æreæ*, colicam passionem curant et renes expurgant: *cupreæ* vitiosum et cachecticum colorem emendant: μολύβδεα ὕδατα, id est *plumbeæ*, quæ intrinsecùs exsiccant quidem, sed ut plurimum nocent, extrà verò siccant, detergent, consolidant,

faisait usage que pour des bains, mais on les boit à présent comme les précédens[1]. Un autre auteur plus ancien, Barptolomeo a Clivolo, médecin et professeur à Turin, dans un traité des bains

dura emolliunt et discutiunt, etc. *V. Petri Gontier roannæi, consiliarii et medici regis ordinarii, exercitationes hygiasticæ, sive de sanitate tuenda et vita producenda, libri XVIII, cap. X, l. 3, p. 73 et seq. Lugduni*, 1668.

[1] Thermæ Plumbariæ, *Plombieres* in Lotharingia, ob copiosam Plumbi mixturam sic appellatæ, alias ad usum balneorum solummodò adhibebantur, sed jam ut supra dictæ potantur. *Ibid, cap. V, p.* 67.

Nota. Il ne faut pas confondre avec l'auteur dont nous parlons, Jean Gonthier, né en 1487 à Andernach, dont le véritable nom était Winther qui, devenu Guinther par le changement du W en Gu, a enfin été francisé en Gonthier. Celui-ci, à raison de ses vastes connaissances et de sa grande réputation, obtint aussi, en 1535, de François Ier, le titre de médecin du roi, et publia également, outre plusieurs autres ouvrages, en 1565, à Strasbourg, un in-8°, sous le titre de : *Commentarius de balneis et aquis medicatis in tres dialogos distinctus;* ouvrage que je n'ai pas lu, mais dont j'ai cru devoir faire mention, pour prévenir l'erreur de ceux qui pourraient confondre deux auteurs du même nom, à la différence d'une seule lettre, et à chacun desquels on doit un traité sur les eaux médicinales.

naturels, publié à lyon en 1552, s'exprime de la manière suivante sur Plombières, page 123 : « Il y a dans les montagnes de Lorraine des bains que l'on appelle *Plumbers*, voulant dire *plombés*, vraisemblablement à cause de la grande quantité de plomb qui s'y trouve, étant composés, comme nous l'avons dit, de plomb, de soufre et d'alun. J'ai cru à propos d'en faire mention, en parlant des bains d'Allemagne, parce qu'on s'y rend de presque toutes les contrées de la terre[1]. »

J'ai traduit et je cite le texte de ces deux auteurs de préférence à d'autres, parce qu'il n'en est fait aucune mention dans les bibliographies les plus connues, qu'ils m'ont paru être ignorés de la plupart des écrivains modernes, et qu'il n'en

[1] In Lotharingiæ montanis balnea sunt quæ *Plumbers*, quasi plumbea, ob nimirum copiosam plumbi mixturam, vocant. Constant ex plumbi, ut diximus, sulphuris et aluminis commixtione. Horum inter Germaniæ balnea mentionem facere placuit, quòd ex omni fere genere terrarum homines illuc commigrent. *V. de balneorum naturalium viribus, libri quatuor*, etc. *Barptolomeo a Clivolo, medico taurinensi et professore publico auctore, p.* 123, *cap.* 35, *l.* 3, *Lugduni*. 1552

n'en est pas non plus parlé dans le dictionnaire historique de la médecine, par Éloy.

Fuchs ou Fuchsius, nommé aussi, du lieu de sa naissance, *Renacle de Limbourg*, que ses longs voyages en Allemagne ont fait regarder comme médecin allemand, s'exprime de la même manière dans son histoire de toutes les eaux généralement usitées par les praticiens, publiée en latin à Venise, en 1542[1]. « Il y a, dit-il, dans les montagnes de la Lorraine des bains qu'on appelle *Plombières* (*plombers quasi plumbea*), à cause de la grande quantité de plomb qui s'y trouve mêlée. Ils se composent d'un mélange de plomb, comme nous venons de le dire, de soufre et d'alun : *constant ex plumbi, ut diximus, sulphuris et aluminis commixtione*. M. Pirault des Chaumes, dans son *Voyage à Plumbières*, publié en 1823, a rendu cette phrase latine par celle-ci : « Leur analyse offre un mélange de plomb, de soufre et d'alun. »

L'analyse n'était point alors le moyen employé pour connaître la composition des eaux minéra-

[1] *Historia omnium aquarum quæ in communi sunt hodie practicantium usu. Venetiis*, 1542. In-8°.

les, et ce mot, renvoyé à cette époque, me rappelle un prédicateur qui, pour faire comprendre à son auditoire combien est grand le pouvoir des femmes, et particulièrement celui de la vierge Marie auprès de Dieu, leur disait que Coriolan, marchant à la tête d'une armée formidable contre Rome, pour se venger d'un exil injuste, n'avait pu être fléchi par le sénat ni *par le pape à la tête du sacré collége*, et l'avait été par sa mère et sa sœur. Nous devons, au reste, à M. Pirault, qui n'est pas médecin et qui est fort bon et savant jurisconsulte, une traduction élégante du petit poème latin de Camerarius, recteur de l'université de Leipsig, qui, dans le seizième siècle, vint se guérir des suites d'une chute, à Plombières, dont il dérive aussi le nom du mot plomb, en disant : *in thermas Vogesi jugi profectus, plumbi nomine quas solent vocare*, etc.

En consultant la bibliographie que le docteur Jaquot a fait entrer dans sa *Dissertation sur les eaux froides et thermales de Plombières*, imprimée à Strasbourg en 1813, on verra que George Agricola, qui écrivait en 1530, appelle les eaux de Plombières, *Plumbarias*; que Gabriel Fallopius, dans un ouvrage in-4°, intitulé : *De Aquis medi-*

catis, publié à Venise en 1569, rapporte que, d'après le témoignage de Conrad Gesner, il y a en Allemagne une telle eau dite plombée, à cause du plomb qu'elle contient : *et dicit balneum illud vocari plumbeum a plumbo quod in se habet.* On trouve également dans un ouvrage intitulé : *De Thermis Andreæ Baccii*, édition de Venise, 1588, qu'il y a en Lorraine des bains très célèbres, qui seront décrits avec les eaux plombées : *in Lotharingia porro celeberrima balnea quæ inter plumbeas aquas describentur*, faisant allusion à d'autres eaux regardées aussi comme plombées, telles que celles des environs de Viterbe en Italie, etc. M. Jaquot cite plusieurs autres écrivains qui s'expriment dans le même sens, s'accordant tous à désigner la localité de nos eaux par les noms de *Plombières* en français, *Plumbers* ou *Plumbersbad* en allemand, *Thermæ* ou *Aquæ*, *Plumbariæ*, *Plumbeæ*, *Plumbenæ*, *Plumbinæ* ou *Plumberianæ*, en latin. S'il est vrai que la chronique latine des dominicains de Colmar, sous l'an 1292, que je n'ai pas lue, désigne Plombières sous le nom de *Plumieres*, cela peut provenir de l'erreur de l'écrivain qui aura mal saisi la prononciation du français, ou du copiste qui aura omis le *b*; ce qui est d'autant plus vraisemblable que la corruption des mots est assez ordinaire chez les peuples d'un idiôme différent. Au reste, cela n'infirme pas l'étymologie établie par tant d'autres auteurs, puique Gundelfinger, tout en désignant Plombières sous le nom latin de *Plumbinum*, et sous le nom vulgaire de *Plummers*, où il n'y a pas de *b* non plus, dit que c'est à cause du plomb qui minéralise ces eaux qu'elles ont été ainsi nommées : *sunt et apud Belgas thermæ plumbinum (vulgo Plummers) a plumbi minera nuncupatæ.* Voilà, je pense, assez d'autorités pour faire cesser la prétendue incertitude que des écrivains modernes, trop peu lettrés, ont prétendu exister sur l'origine du nom de Plombières.

En 1615, Berthemin trouve dans les eaux de Plombières soufre, alun, plomb, nitre et bitume; en 1685, Rouvroy les dit imprégnées d'or, d'argent, de plomb et de plusieurs autres métaux; en 1748, Lemaire écrit qu'elles sont chargées d'une petite quantité de terre savonneuse alcaline; en 1721, une analyse faite par le chimiste, l'apothicaire et le médecin du duc Léopold Ier, leur attribue des parties métalliques, salines, sulfureuses, bitumineuses, terreuses et fixes, sans principe alumineux ; dans un ouvrage publié en 1745, à Besançon, René Charles rapporte qu'il a trouvé, dans 4 livres d'eau de la fontaine du Crucifix, 16 grains de sel alcali, avec un résidu d'une saveur semblable à celle du sel commun, lequel se fondait à l'air, et dont l'aimant détachait des particules de fer; en 1778, Nicolas les trouve légèrement gazeuses, avec un mélange de fer, de terre crétacée, vitrifiable, magnésienne et nitreuse; en 1802, Vauquelin a trouvé qu'une livre d'eau thermale de Plombières contenait : carbonate de soude, 1 grain $\frac{1}{2}$; sulfate de soude, 1 grain $\frac{1}{6}$; muriate de soude, $\frac{5}{8}$ de grain ; silice, $\frac{2}{3}$ de grain; carbonate de chaux, $\frac{1}{4}$ de grain; matière animale, $\frac{13}{24}$ de grain. Quant aux propriétés sensibles de cette eau, il remarque qu'elle est sans couleur, d'une saveur très faible; que salée et lixivielle, elle donne, à la longue, une odeur un peu fétide et comme sulfureuse, quoique rien n'y fasse découvrir la présence du soufre ; que d'ailleurs son poids spécifique ne diffère pas sensiblement de celui de l'eau commune. Le même chimiste ajoute que ce qu'on a regardé comme bitume dans ces eaux, est une substance animale qui lui a paru avoir beaucoup d'analogie avec l'albumine ou la gélatine animale, donnant à la distillation de l'ammoniaque et de l'huile empyreumatique; qu'il est difficile d'en expliquer exactement l'origine, mais que l'on peut croire que les eaux de Plombières passent dans l'intérieur de la terre, à travers des substances qui ont appartenu autrefois à des corps organisés, et probablement à des animaux, dont les restes, privés du contact de l'air, se conservent très long-temps, et que c'est à la présence de cette matière qu'on doit attribuer l'odeur et la saveur fétides, contractées par les eaux quelque temps après qu'on les a tirées de leur source[1].

Titot paraît être le premier qui, en 1706, ait nié la présence d'un principe sulfureux dans les eaux de Plombières, en y reconnaissant des parties aériennes et nitreuses qu'on n'y reconnaît plus. Mais Venel a aussi avancé qu'il n'existe aucune eau sulfureuse qui contienne du vrai soufre, et cependant il y en a, telles que celles d'Aix-la-

[1] V. *Recueil périodique* de la société de médecine de Paris, tom. XIII, pag. 105; et *Annales de chimie*, tom. XXXIX, pag. 173.

Chapelle, dont le soufre se sublime aux voûtes des fontaines. Quoi qu'il en soit, le soufre était encore admis dans les eaux thermales de Plombières, sur la fin du dix-huitième siècle, par les médecins les plus célèbres, tels que Lieutaud, médecin de Louis XVI et de ses frères, qui, en 1787, écrivait : « La saveur grasse et savonneuse de ces eaux (de Plombières) indique assez qu'elles contiennent du soufre[1] ; » et Peyrilhe, professeur à l'école de médecine de Paris, qui, en l'an VII, publiait qu'il y avait à Plombières neuf sources *hépatiques* ou *sulfureuses*, car ces deux termes sont employés comme synonymes dans son ouvrage, et cinq sources savonneuses, etc. [2].

Il faut convenir que du rapprochement de tant d'opinions différentes, sur la nature des eaux de Plombières, à part celles de deux autres chimistes modernes dont nous parlerons plus tard, il ne peut naître une confiance extrême sur l'exactitude des analyses des eaux minérales en général, et que

[1] V. Précis de matière médicale, nouvelle édition ; à Rouen, 1787, t. Ier, p. 105.

[2] V. tableau méthodique d'un cours d'histoire naturelle médicale. A Paris, an VII, p. 500.

l'hypothèse de l'origine de la matière animale admise par Vauquelin, dans nos eaux thermales, n'est point favorable au système plutonien qui mesure le degré de température des eaux sur la proximité de leur réservoir du centre de la terre, où tout est incandescent pour les plutonistes qui n'ont jamais pu s'en assurer.

Les anciens, jugeant de la composition des eaux médicinales, non-seulement d'après leurs effets et par analogie, mais aussi par la saveur, l'odeur, la couleur, ainsi que par l'examen des conduits et de leurs dépôts sulfureux, bitumineux, salins ou métalliques, en se fondant d'ailleurs sur les principes établis par Galien, que les contraires se guérissent par les contraires, ce qui est l'inverse de l'homœopathie, et que chaque affection revêt une qualité spécifique de chaud ou de froid, de tenacité ou d'épaisissement d'humeurs, etc. C'est ainsi qu'après avoir fait l'énumération des divers moyens d'induction, pour apprécier la cause des effets curatifs observés, Barptoloméo, déjà cité, dit : « Ensuite vous raisonnerez de la manière suivante : telle affection n'a pu se dissiper que par l'éloignement de sa cause; or, sa cause était une humeur froide, humide, épaisse, visqueuse; il a donc fallu, d'après le raisonnement général que nous avons indiqué, lui opposer les contraires, les calorifians, les desséchans, les délayans et les résolutifs. L'eau qui n'a pas ces vertus par elle-même, ni par sa chaleur, a cependant produit ces effets; il faut donc qu'elle ait emprunté sa vertu aux susdits minéraux, tels que le soufre, le nitre, la chaux, le bitume, le sel, l'alun et autres principes plus ou moins propres à produire ces phénomènes..... En raisonnant de la sorte, vous trouverez aussi que dans les maladies qui proviennent de relâchement, d'une faiblesse des articulations, ou d'une grande ardeur, il y a dans la source du fer, du plomb, de l'or, du cuivre ou du plâtre[1]. » Cette manière de rai-

[1] Deinde sic ratiocinaberis : non potuit ille affectus profligari nisi dissipata causa : at causa erat humor frigidus, humidus, crassus, viscidus : huic igitur opus erat ex communi illo proloquio contrariis calefacientibus, siccantibus, extenuantibus, detergentibus et dissipantibus seu resolventibus. Aqua ex se, nec a calore suo id habet, hos tamen effectus fecit; accepit igitur ex mineralibus hac virtute præditis. Ejus generis sunt sulphur, nitrum, calx, bitumen, sal et alumen, alia tamen magis, alia minùs, seu intensiùs et remissiùs id agere nata sunt... Hanc ratiocinationem inito,

sonner, qui paraît juste, ne serait applicable qu'avec des connaissances qu'on n'avait pas alors, que nous n'avons pas encore aujourd'hui, et que probablement on n'aura jamais. Il faudrait connaître avec exactitude et précision la propriété de chaque substance médicinale dans son action isolée, et sa part de modification dans son action simultanée ou commune avec d'autres substances, quels qu'en soit le nombre et les proportions, en discernant en même temps ce qui appartient à l'idiosyncrasie du malade, aux efforts de la nature, aux altérations invisibles de la vitalité et aux circonstances au milieu desquels le remède est appliqué. Voilà ce qu'il faudrait connaître pour arriver à une explication du mode d'action des eaux minérales qui ne fût pas hasardée et trompeuse. A défaut de cette connaissance, on est réduit à en observer les effets relativement à des similitudes de position et de besoin, pour servir de règle à la pratique médicale, qui dans son application, de-

etiam in morbis qui a relaxatione fiunt, aut juncturarum debilitate, aut fervore ingenti, invenies ferrum aut plumbum, aut aurum, aut æs, aut gipsum infodina esse, l. c, p. 14 et suiv.

mande un esprit judicieux, sans préjugé ni prévention systématique; car tous les systèmes ont pour but et pour inconvénient, sous prétexte de simplifier la science et d'en faciliter l'étude, d'établir des groupes ou des généralités d'affections, d'après quelques-uns de leurs caractères les plus saillans, en négligeant des différences qui, devant nécessairement modifier l'application des moyens curatifs, ne peuvent être négligées dans la pratique.

Nous devons d'autant moins nous étonner des erreurs des anciens sur la composition de nos eaux, qu'aujourd'hui encore, malgré les progrès incontestables de la chimie, les analyses faites par les plus savans chimistes et médecins ne s'accordent pas sur la quantité et la qualité des principes minéralogiques, comme on a déjà pu s'en convaincre par ce qui précède, et comme on peut encore en juger par la diversité des opinions sur la matière azotée que Vauquelin a désignée sous la dénomination de *matière animale* dans les eaux de Plombières, qui ne sont pas reconnues pour être sulfureuses, tandis que cette même matière a été donnée, par M. Longchamp, sous le nom de *barégine*, comme un principe des eaux de Baréges, le croyant exclusivement propre aux thermes sulfureux, et que, plus récemment, elle a été présentée sous le nom moins exclusif de *glairine*, par Anglada, dont l'opinion contraire à celle de plusieurs naturalistes, qui ont voulu en faire un produit de conferves ou d'autres animaux. En effet, ayant trouvé la glairine dans les eaux sulfureuses les plus chaudes et dans les plus froides, même avant qu'elles n'aient éprouvé le contact de l'air, et dans des eaux qui ne passent plus pour être sulfureuses, ce savant a dû conclure que l'on s'était trop hâté de n'attribuer cette matière qu'aux eaux sulfureuses, puisqu'elles se trouve dans celles qui ne le sont pas, ou à des débris d'animaux puisqu'elle se rencontre dans des conduits où ils n'ont pu pénétrer, et dans des eaux ou trop chaudes ou trop froides pour servir également à leur production. Il savait d'ailleurs que Dœbereiner avait reconnu, qu'en faisant passer à travers un tube de fer des vapeurs aqueuses sur des charbons ardens, il se trouvait, outre l'acide carbonique, le gaze oxide de carbone, et l'hydrogène carburé, une substance gélatineuse, en si grande quantité, que le conduit du gaz en fut plus d'une fois obstrué; et que Bérard avait aussi obtenu un composé analogue à la graisse, en faisant passer, à travers un tube de porcelaine rougi, un mélange de gaz acide carbonique, de gaz hydrogène percarburé et de gaz hydrogène simple.

Quant au principe sulfureux, adopté autrefois et nié aujourd'hui, dans les eaux de Plombières, Anglada ne paraît point convaincu non plus de son absence, car il admet des *eaux sulfureuses dégénérées*, c'est-à-dire des eaux qui, dans les entrailles de la terre, sont réellement sulfureuses, mais qui ne se montrent plus comme telles à leur point d'émergence, parce que leur principe sulfureux a été usé dans le trajet, en vertu de cette réaction destructive qu'exerce continuellement sur lui l'oxigène de l'air tenu en dissolution dans l'eau. Il appuie cette opinion sur le dégagement du gaz azote du sein des eaux sulfureuses, et sur ce que, dans ses excursions hydrologiques, il lui est souvent arrivé de ne point apercevoir d'indice du principe sulfureux dans des sources dont le caractère sulfureux se manifestait hautement, si on allait l'étudier plus près de leur sortie de la terre. Après ces observations, il ajoute : « Si l'émission du gaz azote venait à s'ajouter à la présence des glaires et du carbonate alcalin pour les eaux de

Plombières, je serais fortement tenté de les réputer *sulfureuses dégénérées*, ce qu'il n'appartient qu'à un examen plus exact d'établir positivement, et ce qui devient également applicable à certaines eaux qui sont dans le même cas [1]. » Je ne pousserai pas plus loin l'examen des opinions divergentes qui ont été émises sur la nature des eaux de Plombières.

Heureusement l'analyse chimique n'est pas nécessaire pour arriver à la connaissance des propriétés curatives des eaux minérales, autrement on n'aurait pu les employer depuis si long-temps avec le même succès qu'aujourd'hui. C'est l'observation des effets curatifs, répétés plusieurs fois dans des cas identiques, qui nous a révélé les propriétés des eaux médicinales, de même que les vertus spécifiques du quinquina, de l'opium, du soufre, etc., et quelle qu'ait été l'opinion régnante sur les principes constitutifs des moyens de guérison, ce n'est jamais à elle, mais à l'observation des

[1] V. *Mémoires pour servir à l'histoire générale des eaux minérales sulfureuses et des eaux thermales*, par J. Anglada, professeur de médecine, etc. A Paris et à Montpellier, 1827, p. 260 et suiv.

résultats obtenus par ces moyens, qu'a dû s'adresser le praticien pour en faire l'application au traitement des maladies. Cependant la chimie est très utile, sinon pour déterminer les propriétés thérapeutiques, au moins pour établir les analogies de composition qui mènent à de nouvelles découvertes, isoler les parties les plus actives, surabondantes ou nuisibles des composés, ou les modifier par des combinaisons propres à rendre usuels ceux qui ne le seraient pas sans cela, ou ne le seraient que plus difficilement. Mais quand la chimie nous a livré les produits de l'analyse ou de la synthèse, il faut toujours en appeler à l'expérience et à l'observation médicales, pour en apprécier l'utilité et en déterminer l'usage, comme cela a eu lieu pour le sulfate de quinine, l'acétate de morphine, les préparations de plomb, de mercure, d'antimoine, etc.

Quoiqu'il soit prouvé surabondamment que l'étymologie de Plombières vient de la présence supposée du plomb dans ses eaux thermales, et dérive de *plumbariæ* (sous-entendu *aquæ* ou *thermæ*), comme plombier dérive de *plumbarius* (sous-entendu *artifex*), ou comme conseiller, conseillère, usurier, usurière, viennent, par une dérivation analogue, de *consiliarius, a, usurarius, a*, etc., il y a des écrivains qui la disent incertaine, et cherchent à y substituer une origine différente. C'est ainsi que M. L. Turck dit, p. 6 de son ouvrage intitulé, *Du mode d'action des eaux minéro-thermales de Plombières*, édit. de 1834 : « L'étymologie du nom de Plombières n'est pas mieux connue que son origine. On a cependant beaucoup discouru sur ce sujet, mais heureusement l'obscurité dont il est enveloppé n'est pas très regrettable. Dans le patois du pays Plombières se nomme Piommer ou Piummer, et quelques auteurs ont pensé que ce nom venait de la propriété que nos eaux doivent à leur chaleur de faire tomber les plumes des oiseaux, quand on les y plonge. D'autres ont prétendu, au contraire, que le nom de Plombières venait de *plumbum*, supposant sans doute qu'il y avait dans le voisinage des mines de ce métal. Enfin, comme le 1er mai de chaque année, on décorait nos bains avec les fleurs de la saison, on a pensé aussi que les Allemands, qui, plus que toute autre nation, fréquentaient alors nos eaux, les avaient nommées, à cause de cette fête, bains des fleurs, ou, dans leur langue, *Blumbers-Bad*, d'où, par corruption, nous aurions fait le mot Plombières. »

Voilà ce qui s'appelle faire du paradoxe sur des objets qui n'en sont guère susceptibles. Le docteur Martinet, dans son traité des maladies chroniques, etc., Paris, 1803, dit que, d'après dom Calmet, le lieu de Plombières est désigné partout par les noms de *Plumiers* ou *Plumaires*, ce qui ne peut être vrai qu'en rétablissant le *b* que je n'ai pas trouvé supprimé *partout* dans les auteurs cités par dom Calmet; puis il ajoute, page 1 : « Les habitans du pays et leurs plus près voisins nomment Plombières dans leur patois *Piomères*, et ils appellent dans le même langage une plume *en pième*, parce qu'autrefois, comme aujourd'hui, pour plumer la volaille, on la plougeait dans la source la plus chaude. » C'est relativement à ce passage que M. de Mangin dit dans son ouvrage, *une saison à Plombières*, 1825, p. 30, qu'il trouve la conclusion de Martinet bien tranchante et en même temps bien puérile. On a vu que cette critique n'a pas empêché M. Turck de reprendre en sous-ordre l'idée de Martinet, qui, il faut le dire, offre quelque chose de mieux à l'imitation que ses étymologies, dont la reproduction me rappelle ces vers de Molière :

Quand sur une personne on prétend se régler,
C'est par les beaux côtés qu'il faut lui ressembler,
Et ce n'est point du tout la prendre pour modèle,
Ma sœur, que de tousser et de cracher comme elle.

On ne peut invoquer la consonnance ni la rime pour faire admettre une communauté d'origine entre des mots aussi disparates que Plombières et Piémères, Piommer, Piummer, malgré l'autorité de trois paysans, dont le patois semble avoir plusieurs dialectes, à moins que la différence des trois termes n'ait eu pour objet d'assurer à chaque auteur le mérite de l'invention. Il n'a fallu à Martinet que le changement de trois lettres dans *Piémères*, au lieu qu'il a fallu à M. Turck le changement de cinq lettres, pour arriver à l'étymologie des plumes et des poils, car on échaude les pieds de veau et de mouton à la même source que les volailles ou les oiseaux dont les plumes ne tombent pas, mais s'arrachent plus facilement par ce moyen. Voilà ce qui s'appelle être à plumes et à poils. En revanche, si M. Turck fait plus de dépense en lettres, il en fait moins en alimens, car, circonspect sur le chapitre des gastrites, il se contente d'oiseaux, quand son confrère, qui n'en avait point observé, s'attaque hardiment à la volaille, et qu'ainsi chacun conserve encore sa part du mérite de l'invention. Je ne sais pourquoi Bourbonne, Luxeuil, Bains, etc., ne s'appellent pas aussi *Plombières*, car, sauf la différence des dialectes, on y parle le même patois; il faut que l'art de plumer ou d'épiler n'y ait pas été connu. Je ne conçois pas non plus la nécessité d'une supposition de mines de plomb pour en dériver le nom de Plombières, sans la nécessité de mines ou de couches de savon, pour dériver le nom d'eau *savonneuse*, car l'absence du savon est au moins aussi bien constatée que celle du plomb dans nos eaux. Si la lettre *b* ne se trouve plus dans les mots plumiers et plumaires, elle n'a pas été perdue ; elle s'est retrouvée au besoin, et a été transportée dans le mot *Blumbers-Bad* avec trois lettres supplémentaires à sa suite; car, en allemand, on n'emploie que *blum* au singulier, et *blumen* au pluriel, pour signifier *fleurs*, sans addition d'aucune autre lettre dans les composés de ce mot, et on dit *bad* pour signifier *bain*.

Ainsi, pour désigner en allemand un bain de fleurs, on dirait *blumen-bad*, comme on dit *blumen-garten*, jardin de fleurs, *blumen-korb*, corbeille de fleurs, etc. D'où je conclus que c'est le mot *blumbers-bad* qui a été fait par corruption, et, qu'en général, si l'on n'ajoutait pas à la lettre ou si l'on savait se taire *sur lettres closes*, il y aurait beaucoup moins à discourir sur des objets dont l'obscurité n'est très regrettable que quand elle fait substituer l'erreur à la vérité, que l'honneur oblige de défendre même contre des amis, à part la nécessité de débarrasser un nouveau bâtiment de ses décombres. *Amicus Aristoteles, amicus Plato, sed magis amica veritas*; ce qui, pour ceux qui ne savent pas le latin, veut dire que ami d'Aristote-Martinet et de Platon-Turck, je le suis encore plus de la vérité.

L'estime que j'ai pour ces deux médecins, dont je ne me permettrai pas de critiquer les connaissances médicales, me bornant à relever des erreurs d'une érudition étrangère à la médecine, ne peut m'empêcher de remarquer encore comme en passant, qu'ils n'ont pas été plus heureux sur l'étymologie du ruisseau de *l'Eaugronne*, qu'ils dérivent de grogner, voulant dire *eau qui grogne*, comme si le bruit ou le murmure d'un ruisseau ressemblait au grognement ou au cri d'un cochon.

Cette dénomination vient du latin de gruerie, *gronna* ou *grunna*, employé pour désigner un marais et surtout une tourbière ; et, en effet, l'Eaugronne prend son origine dans une tourbière marécageuse, près de Remiremont. Cette remarque pourra prévenir la répétition des savantes conjectures du baron de Mangin dans une nouvelle édition de son livre : *Une saison à Plombières*.

Quoique j'aie lu, p. 33 des *Lettres vosgiennes*, publiées à Liége, en 1789, par *dom Pierre Tailly*, que tous les ans, au commencement de la bonne saison, le bourg de Plombières avait la louable coutume de prier son pasteur de faire une procession solennelle, et de venir en cérémonie faire publiquement des prières dans les bains, et d'y jeter de l'eau bénite, pour supplier le Seigneur d'accorder aux malades la guérison de leurs maux, » je ne voudrais pas affirmer que l'on décorât les bains de fleurs, n'ayant point de renseignemens suffisans là-dessus. Mais je pourrais peut-être affirmer que Plombières avait déjà un nom avant que les Allemands y affluassent, autrement ils auraient eu de la peine à le trouver, et ne s'y seraient pas rendus pour assister au *premier mai* à la cérémonie des fleurs qui seraient aussi déplacées dans un bain que dans une chambre à coucher. Dans ce dernier cas, M. Turck vient lui-même à l'appui de mon opinion, lorsqu'il dit : « L'étendue des travaux dont on retrouve encore de nombreux vestiges, leur solidité, leur parfaite exécution, des monnaies romaines et une inscription latine en l'honneur de Neptune, ne permettent guère d'attribuer la fondation de Plombières à d'autres qu'aux Romains. » Comment donc, si les Romains sont les fondateurs de Plombières, n'en pas dériver le nom de leur langue, et le chercher dans l'allemand, qu'ils connaissaient probablement encore moins que M. Turck, ou dans un langage qui n'était pas encore formé de leur temps, car le mot patois *pième*, auquel on rattache *pièmer*, *piomer*, etc., vient évidemment du mot latin *pluma*, plume. Y a-t-il rien de plus contradictoire que de refuser la dénomination d'une chose à ceux qu'on prétend l'avoir découverte?

M. Turck ne porte l'élévation de Plombières au-dessus du niveau de la mer, qu'à 533 mètres, tandis que cette hauteur est portée à 421 mètres dans l'Annuaire du bureau des longitudes. Cette hauteur n'étonnera pas ceux qui savent que les Vosges livrent des eaux à l'Océan et à la Méditerranée, par les rivières qui y puisent leurs sources, telles que la Moselle, la Meurthe, la Saône, etc., et qu'il y a même deux étangs, *le Void-de-Cône* au-dessus d'Arches, et le *Roulon* sur la vieille route de Bains, qui donnent naissance chacun à deux ruisseaux par lesquels ils partagent leurs eaux entre l'Océan et la Méditerranée, en les jetant d'un côté dans la Moselle, et de l'autre, dans le Coney et la Saône, ce qui rendrait praticable la jonction des deux mers. Lucius-Vérus, commandant des troupes romaines sous l'empire de Néron, avait déjà résolu d'entreprendre cette jonction l'an 58 de J.-C., pour occuper ses soldats, par un canal de communication encore plus facile à exécuter entre la Saône et Madon, deux rivières qui ont leur source à une lieue l'une de l'autre, à Vioménil près Darney, et dont la première se jette dans le Rhône auprès de Lyon, et l'autre dans la Moselle, au-dessus du pont Saint-Vincent, département de la Meurthe. On grossirait facilement ces deux rivières, en y jetant les ruisseaux qui les avoisinent. Espérons qu'une entreprise aussi importante et aussi utile pour plusieurs départemens très productifs, et presque sans débouchés, se réalisera un jour, en y appliquant le loisir des troupes, comme faisaient les Romains.

CHAPITRE IV.

Origine et antiquité de Plombières.

Si la légèreté se manifeste dans l'étymologie des plumes, l'amour du merveilleux paraît se trahir dans les traditions rapportées sur la découverte des eaux thermales. On dit que des Romains chassant en hiver, par un froid des plus vifs, dans les environs de Plombières, remarquèrent qu'un de leurs chiens avait le corps mouillé et tout fumant de chaleur ; que curieux d'en connaître la cause, ils le ramenèrent sur ses traces, et le virent se baigner de nouveau dans une source d'eau chaude et fumante, à leur grand étonnement, à cause du froid de la saison, et que c'est ainsi que la source thermale du Chêne, devenue celle du Crucifix, fut d'abord découverte, puis successivement les autres sources. C'est par une pareille tradition que l'on a rattaché la connaissance des eaux d'Aix-la-Chapelle, au temps de Charlemagne, en disant que son cheval, d'un coup de pied, avait fait jaillir une source d'eau chaude. Quoiqu'il ne soit pas impossible qu'un chien, surtout un chien canard, dressé à entrer dans les étangs dont les Vosges abondent, se soit baigné dans une source d'eau chaude pour s'y réchauffer, ou pour tout autre motif, ni qu'un cheval ait, d'un coup de pied, déplacé une pierre ou un autre corps faisant obstacle à l'émergence d'une source dans un point déterminé, ces traditions ressemblent beaucoup à des contes de chasseurs, qui aiment à mystifier les gens crédules par des récits controuvés. Comme l'histoire rapporte que Charlemagne, roi de France, couronné par le pape Léon III, empereur des Romains, le jour de Noël, l'an 800, avait l'habitude de se rendre avec sa famille dans les Vosges, pour y prendre le plaisir de la chasse, en faisant des stations près des grandes forêts, telles qu'en offrent encore les environs de Chamagne et de

Charmes, deux communes qui semblent lui devoir leur nom [1], et qu'il affectionnait le séjour de Camp ou Champ, à une demi-lieue de Bruyères, mais plus encore le séjour de Remiremont, où il avait un château, la tradition de la découverte de l'eau thermale de Plombières par un chien de chasse, pourrait ne remonter qu'à des chasseurs de sa suite à qui cette localité, peut-être peu fréquentée alors, aurait été inconnue, surtout s'ils étaient venus de Rome, car il n'est guère plausible de faire remonter cette découverte à d'anciens Romains qui ne paraissent pas avoir été à portée de chasser dans cette partie des Vosges. On pourrait aussi rapporter cette tradition à des chasseurs de la suite de Louis-le-Débonnaire, qui, comme son père, venait aussi fréquemment

[1] On pourrait être tenté de donner une autre origine aux noms de ces deux communes, et surtout dériver celui de Chamagne de *campus magnus*; mais Charmes et Chamagne étant resserrés entre des monts et la Moselle d'un côté, et d'immenses forêts de l'autre, n'offrent point de plaine ni de *grand champ* ou *campus magnus*. C'est à Charlemagne qu'on rapporte la fondation de l'église de Charmes, sur les vitraux de laquelle il était représenté à cheval, tant que les verres de couleurs y ont été conservés.

visiter le château de Remiremont, pour se livrer au divertissement de la pêche et de la chasse dans les Vosges.

Cependant la connaissance des eaux thermales de Plombières, si elle ne remonte pas au temps de Jules César, paraît bien antérieure aux règnes de Charlemagne et de Louis-le-Débonnaire, qui ne s'en sont guère occupés, car selon Wassebourg[1], cité par dom Calmet, p. 288, t. 1er, l. VII de son *Histoire civile et ecclésiastique de Lorraine*, Ambron, l'aîné des fils de Clodion-le-Chevelu, bâtit plusieurs temples à l'honneur de ses dieux, et quelques châteaux comme Namur, le château Sanson et autres; il fit aussi rétablir Strasbourg qui était tout ruiné, et les châteaux de Toul, d'Épinal, de Marsal, comme aussi les bains de Plombières, dans le cinquième siècle où son père, dans les 20 années de son règne, de 430 à 450, avait presque continuellement été en guerre avec les Allemands et les Romains. Or, il n'aurait pas été question du rétablissement des bains de Plombières à cette époque, s'ils n'avaient eu auparavant une certaine célébrité; et, d'un

[1] *Histoire de la Gaule Belgique*, fol. VII, verso.

autre côté, je ne comprends pas pourquoi le même Ambron n'aurait pas fait rebâtir le château de César ou du Hasard, assis sur une montagne, près de Remiremont, si réellement ce château avait existé auparavant, car ce devait être un point d'attaque ou de défense important, s'il était réellement l'œuvre de César, qui en eût fait une position pour les légions romaines. Antoine Toignard, médecin ordinaire de Charles III, duc de Lorraine, cite également Wassebourg comme l'auteur des plus anciens renseignemens sur Plombières, et s'exprime de la manière suivante sur cette localité :

« Or ce que i'ay peu apprendre de la plus longue et chenüe antiquité des bains de Plombières, est que l'aisné de Clodion-le-Chevelu, nommé Ambron, ou, selon d'autres, Aubron, pendant le séiour ordinaire qu'il faisait en la forest des Ardennes (où il feit édifier plusieurs temples à l'honneur de ses dieux payens et imaginaires, et aucuns chasteaux comme Namur, le chasteau Sanson et autres), faisant quelquefois autres demeures vers les montz alsatiques, fit rebastir la cité de Strasbourg qui estoit toute destruite, fit faire le chasteau de Tulle, Espinal,

Marsaut, et entre autres choses dignes de mémoire et d'honneur, feit r'ediuer les bains de Plombières. » Voilà, lecteur amiable, les plus anciens titre et mémoire que i'ay peu rencontrer en lisant (curieusement toutesfois) les antiquitez. Susquoy ie supplie un chacun de repenser un peu sus ce mot de *reeddiffier*, pour en tirer une conséquence très asseurée, que puisque par long laps de teps lesdits bains estoient demolis, que la mémoire en est fort ancienne, car c'este reediffication faicte par ledit prince Ambron est de l'an de grace 484, au rapport et calcul de Balduinus Richard de Wassebourg en les antiquitez de la Gaule Belgique et autres plusieurs... Que lesdits bains de Plombières aient esté autresfois en quelque grande recommandation appert par la grande despence qu'hom y a employé en les batissant premièrement, et depuis rebatissant, car l'ouurage si industrieusement faict par belles et grandes pierres bien polies, proportionnées et cimentées à l'antique, tant proprement que le bassin ores creuassé qu'il soit en beaucoup d'endroitz, si tient-il l'eau toute chaude, subtile et penetrante qu'elle est, tellement qu'il ne s'en deperit aucunement qu'hom puisse apercevoir, tant et tant est bien elaboré le ciment qui fait la liaison par dedans et au dessous dudit bassin, si bien liez et capable qu'il peut tenir à l'aize environ 500 personnes, et croy que c'est œuure d'ingénieurs Romains qui avoient pour lors une façon de bastir et cimenter fort braue et subtile et de durée quasi perpétuelle, comme se voit encore en leurs hippodromes, arenes, colisée, place d'Ancone, sainte Marie rotonde, thermes de Diocletien et autres ruines, tant à Rome qu'ailleurs [1]. »

Le silence de saint Grégoire de Tours et celui de Frédégaire, son abréviateur, sur Ambron et ses travaux, portent dom Calmet à ranger (l. c. l. VII, p. 290) ce qu'en dit Wassebourg parmi les fables. Mais Ambron ou Oberon, comme payen, n'intéressait pas plus saint Grégoire que beaucoup d'autres païens célèbres de la même époque, sur lesquels il garde aussi le silence, et les archives contemporaines font foi que les

[1] V. Entier discours de la vertu et propriété des bains de Plombières, etc., par A. T. M. C. (c'est-à-dire Antoine Toignard, médecin Clermontois). A Paris, chez Jean Hulpeau, 1681, f. 25 et suiv.

Francs, les Visigoths, les Vandales, les Bourguignons, etc., fondirent au commencement du quatrième siècle sur les Gaules, et que les Francs, après plusieurs irruptions, s'établirent définitivement sur les bords de la Meuse et de la Moselle, après avoir proclamé roi leur chef Pharamond, à Trèves, en 420, lequel eut, ainsi que son fils Clodion-le-Chevelu, à soutenir des guerres continuelles, non-seulement contre les Romains, mais aussi contre les différens peuples du nord et du midi de la Germanie. Or, de ces interminables guerres de peuples barbares, il devait résulter beaucoup de ruines et de dévastations, et comme le retour en était à craindre, un des premiers soins des Francs, après avoir triomphé de leurs ennemis, dut être de rendre de nouvelles incursions difficiles ou impossibles, afin de se maintenir dans leur conquête, comme ils le firent en effet. Il fallut donc établir des forts ou des châteaux, et réparer surtout les places fortes ruinées, en pourvoyant en même temps aux besoins des peuples pour se les rendre favorables. Mais pour révoquer en doute des travaux devenus nécessaires et leur auteur contre le témoignage de Wassebourg, il ne suffisait pas du silence d'un saint, plus occupé alors de la propagation d'une nouvelle religion, que des intérêts civils et politiques d'un peuple qui lui était étranger, et avec lequel il n'avait aucune relation. D'où je conclus, contre l'opinion de dom Calmet, qu'en bonne logique, le silence d'un auteur, sur des faits qu'il n'a pu voir ni observer par lui-même, n'en peut infirmer la relation par un autre auteur; qu'il faudrait pour cela un contradicteur contemporain, et qu'alors seulement il y aurait lieu, non de nier les faits, mais de vérifier lequel est le plus croyable, comme cela se fait en justice, etc.

Dom Calmet, plus érudit que judicieux, rapporte beaucoup d'autres faits, surtout des miracles, que ses préventions de prêtre lui font admettre comme vrais et sans critique, quoique plus dépourvus de preuves et de vraisemblance que les travaux d'Amberon ou d'Oberon, qui a été chanté par le poète allemand Wicland, comme un des plus grands princes de la Thuringe, où il s'était établi, et où son père Clodi ou Clogion avait habité le château d'Espar ou de Disparge, car les historiens en parlent s us différens noms; ce qui a lieu aussi pour Pl bières, comme nous l'avons vu. Le séjour de Clodion en Thuringe nous explique pourquoi son petit-fils Childéric, ayant été chassé par ses sujets de deçà le Rhin, se retira dans ce pays, qui était sous la domination des Francs. Si Ambron ne succéda pas, comme troisième roi de France, au trône, après la mort de Clodion, son père, au lieu de Méroé, c'est que celui-ci, prince très vaillant, se trouvait alors en France, et que les Francs, ne reconnaissant point de droit de primogéniture, choisissaient un de leurs chefs pour roi, chaque peuplade de cette nation ayant le sien [1]. Le récit de Wassebourg est d'ailleurs corroboré par les besoins et les circonstances de l'époque, où il place les établissemens d'Ambron, car l'empereur Julien disait en 356, dans son Discours aux Athéniens, que les Allemands, peuple distinct

[1] Tradunt enim multi eosdem de Panonia fuisse digressos et primum quidem littora Rheni amnis incoluisse; dehinc transacto Rheno, Thoringiam transmeasse, ibique juxta pagos, vel civitates reges crinitos super se constituisse, de prima et, ut ita dicam, nobiliori suorum familia. V. *Gregor. Turon. Hist. franc. tom. II*, c. 9, *pag.* 62; *et Dom Calmet, l. c, pag.* 168 *et suiv. tie VI.*

des Francs, avaient désolé cinquante-quatre villes des Gaules, et il en fit reconstruire et fortifier plusieurs pour prévenir de nouvelles irruptions de ces peuples. L'exemple de Julien était bon à suivre, car il parvint à débarrasser les Gaules de tous les barbares qui les désolaient avant lui. Comme Valentinien Ier usa ensuite des mêmes moyens avec le même succès, il était très naturel, qu'à l'imitation de ces deux empereurs, un prince des Francs reconstruisît des places fortes et réparât des ruines, pour se maintenir dans la conquête de la Gaule, qui perdit son nom et prit celui de France (*Francia*), sous le successeur de Clodion le Chevelu, vers l'an 458. Des faits qui concordent avec les besoins et les circonstances de l'époque où ils se sont passés, qui ont obtenu leur but, celui d'assurer à leurs auteurs une conquête qu'ils avaient plusieurs fois tentée inutilement auparavant [1], et qui n'ont point eu de contradicteurs contempo-

[1] Les Français avaient commencé à passer le Rhin dès l'an 242, et ils le passèrent encore plus d'une fois depuis l'an 400, puisqu'ils brulèrent et pillèrent la ville de Trèves jusqu'à trois ou quatre fois. Dom Calmet, l. c, p. 268, l. VI.

rains, me semblent avoir tous les caractères de la vérité historique, et dom Calmet ne pouvait raisonnablement les révoquer en doute, qu'en citant un autre auteur et une autre époque auxquels on pût les attribuer; car le silence confirme plutôt qu'il n'infirme un récit, d'après le proverbe : *Qui ne dit rien consent, qui tacet consentit.* Je remarque au reste une inconséquence frappante dans dom Calmet, lorsqu'il adopte (l. c. l. VII, p. 299 et suiv.), d'après le seul récit de Wassebourg, l'assistance de plusieurs prélats chrétiens au baptême de Clovis à Reims, en 495, et qu'il admet aussi l'existence de plusieurs évêques de Metz, qu'il dit n'être connus que de noms, quoique saint Grégoire et Frédégaire, dont ils étaient contemporains et coreligionnaires, n'en parlent pas plus que d'Ambron; cependant ils devaient, comme prélats chrétiens, leur être plus connus que ce dernier, qui était païen, et n'avait fait ses travaux que sous l'autorité de son père. Par le mot *tradunt* (on dit) du passage latin de saint Grégoire, que j'ai cité, cet auteur annonce lui-même qu'il ne parle des Francs que par ouï-dire, et qu'il n'avait point de relation avec eux; ce qui explique assez son silence sur leurs établissemens civils et politiques. Il résulte évidemment de tout cela que le doute élevé par dom Calmet n'est nullement motivé, et que la reconstruction des bains de Plombières, et les autres établissemens attribués aux Francs par Wassebourg, doivent être admis, et ont justement été considérés comme vrais par Toignard.

Maintenant, à quel peuple faut-il faire honneur de cette vaste et solide construction d'un bassin, ou, comme l'appelle Camerarius, d'un lac circonscrit par un mur de près de quatre cents pas [1], dans lequel, au rapport de Toignard, pouvaient se tenir à l'aise cinq cents personnes? Il faut convenir qu'une telle construction ne ressemble guère à nos simulacres de cuves de tanneur, où quinze personnes peuvent à peine se

[1] Primùm valle lacus patet recurva
. . . .
Quem circum paries datus coercet
Passus qui bis habet ferè ducentos.

[1] V. *De thermis Plumbariis Joachimi Camerarii*, dont M. Pirault des Chaumes a donné en regard du latin une traduction française, élégante, pag. 86 et suiv. de son *Voyage à Plombières* en 1823.

caser, et qu'elle suppose de grandes vues et de grands moyens. Aussi, tous les auteurs qui ont écrit sur Plombières se sont-ils accordés, si plutôt ils ne se sont copiés, pour l'attribuer aux Romains, principalement à cause de sa solidité et de sa grandeur, comme si les constructions appelées gothiques, faites par les peuples qui leur ont succédé, manquaient de ces deux qualités dans les tours et les églises de la chrétienneté. Les bains de Plombières sont très anciens, dit dom Calmet (l. c. t. 2, l. 24, p. 346) : on y a trouvé, depuis quelques années, une inscription qui porte qu'ils furent rétablis par l'empereur Auguste; la voici : *Thermæ Plumberianæ ab Augusto Cæsare restitutæ*. Ceci semble ne laisser guère de doute sur les travaux des Romains à Plombières, et cependant je ne suis pas pleinement persuadé, parce que le mot *plumberianæ* n'est pas du latin des Romains, et qu'une réparation par Auguste annonce des travaux antérieurs à son époque, que les Romains auraient seulement pu détruire sous Jules-César, qui n'en parle pas, sans avoir encore été à portée de les opérer depuis la conquête de la Gaule-Belgique par ce dernier. Martinet rapporte (l. c., p. 6) que, d'après le même auteur, Rouvroy, apothicaire à Plombières, dit qu'en faisant des réparations (c'est ainsi qu'on appelle des bouleversemens destructifs) dans les bains de Plombières, l'on a trouvé des plaques en cuivre avec des inscriptions à l'honneur de Neptune. A. Grosjean, dans son Précis sur les Eaux minérales de Plombières, 1829, dit aussi qu'on a trouvé des médailles de différens métaux aux effigies de César-Auguste, de Néron, de Vespasien, dont les unes se sont perdues dans les mains des particuliers, et dont quelques autres ont été déposées au musée d'antiquités d'Épinal. Je ne puis dire en quel nombre ces médailles ont été trouvées, et ceux qui en parlent ne le disent pas non plus, peut-être de peur de trahir leur prévention par la réalité, tant le nombre en est petit; je ne voudrais pas même affirmer qu'on en a trouvé (je ne dis pas *déposé*), sans que cela fût constaté par quelque procès-verbal, ou par des preuves aussi irrécusables que celles qu'on a données sur les médailles romaines trouvées à Luxeuil et à Bains, dont quelques-unes auraient pu voyager jusqu'au musée d'Épinal, en passant par Plombières. Je ne dis pas que cela soit, mais je pense que cela est possible, parce que la prévention n'est pas difficile ni scrupuleuse sur les moyens de persuasion, et ceux mêmes qui attribuent l'établissement de nos bains aux Romains, sont assez inconséquens pour leur en refuser la dénomination, comme nous l'avons vu. « On sait, dit Helvétius (*De l'Esprit*, ch. 2, p. 11), le conte d'un curé et d'une dame galante : ils avaient ouï dire que la lune était habitée; ils le croyaient; et le télescope en main, tous deux, tâchaient d'en reconnaître es habitans. *Si je ne me trompe,* dit d'abord la dame, *j'aperçois deux ombres; elles s'inclinent l'une vers l'autre : je n'en doute point, ce sont deux amans heureux..... Eh! fi donc, madame,* reprend le curé, *ces deux ombres que vous voyez sont deux clochers d'une cathédrale.* » Ce conte est notre histoire; nous n'apercevons le plus souvent dans les choses que ce que nous désirons y trouver. Tel est le prestige de la prévention, qu'elle dispense même de l'examen; c'est à elle et à une crédulité à toute épreuve que sont dus un grand nombre de miracles, les histoires de sorcellerie, de magie, de possessions et d'obsessions diaboliques, etc.; et ce qui le prouve, c'est qu'il n'y en a plus depuis qu'on n'y croit plus.

Ces histoires de médailles paraissent toutes puisées dans les ouvrages de dom Calmet, qui, d'après la remarque de Martinet, prétend que Plombières se trouve désigné partout sous les noms de *Plumiers* ou *Plumaires*; ce que j'ai prouvé être d'une fausseté évidente, et nous venons de voir que dom Calmet parle lui-même du rétablissement de nos bains par Auguste, sous le nom de *thermæ Plumberianæ*, et non *Plumariæ*, et il rapporte aussi (ouvrage cité, t. III, p. 135) le texte latin de Herculan ou Herkel qui, dans sa description des Vosges, dit: *Aquæ... aliæ calidæ inter quas Plumberianæ nominatissimæ sunt*, etc. Si la prévention en faveur d'une *étymologie de plumes* peut mettre les auteurs aussi manifestement en contradiction avec les faits et avec eux-mêmes, comment supposer qu'une autre prévention les aura trouvés plus véridiques et plus circonspects?

En comparant la grandeur de l'établissement avec la position de Plombières et surtout avec le peu d'opportunité qu'il aurait eu pour les Romains, je ne puis me défendre de croire qu'il ne leur a été attribué que par prévention, fût-il même constaté qu'on y eût trouvé un plus grand nombre de médailles, car les médailles prouvent seulement le passage de ceux qui les portent et non les travaux de ceux qu'elles représentent. Une inscription où se trouve le mot *Plumberianæ*, évidemment dérivé de Plombières, nom qui n'existait pas au siècle d'Auguste, ne prouve rien que l'ignorance et la prévention de son auteur. De quel point et à quelle occasion seraient-ils venus se baigner à Plombières, n'ayant pas fait de séjour fixe dans le voisinage, et n'ayant jamais pu y camper, comme auprès des bains de Luxeuil, etc., où ils n'ont pas laissé d'aussi vastes constructions, quoiqu'ils fussent plus à portée d'en profiter ? Si le travail et surtout le ciment ressemblent à ceux de leurs établissemens, cela ne fait pas preuve, car ils employaient tous les hommes de talent des peuples soumis comme leurs concitoyens dans le civil et le militaire, et un grand nombre de ceux qui avaient été employés à leur service, reprenait plus tard le parti de leurs compatriotes, en leur reportant les connaissances qu'ils avaient acquises dans les sciences et les arts.

Étant toujours en guerre avec les peuples barbares qui débordaient de tous les points du Rhin, les Romains n'auraient pu venir s'établir dans la profonde vallée de Plombières, que pour s'y cacher ou s'y faire enfermer et égorger : dans un passage et un passage aussi dangereux, le temps, les moyens et les motifs, leur auraient manqué pour une construction si disproportionnée pour l'utilité, la grandeur, le goût et l'élégance avec leurs autres établissemens. Peut-on croire d'ailleurs que les auteurs romains auraient gardé le silence sur une localité à laquelle aurait été attachée tant d'importance, eux qui nous ont raconté beaucoup d'autres faits bien moins remarquables?

Nous savons que les forêts et les montagnes des Vosges servaient d'asile à tous ceux qui voulaient se soustraire aux malheurs des guerres sanglantes et perpétuelles du Bas-Empire avec les peuples d'au-delà le Rhin, et que ceux-ci s'y réfugiaient aussi avec les indigènes après leurs défaites. Il en résultait que nos montagnes étaient aussi peuplées qu'elles pouvaient l'être, et que ceux qui s'y étaient fixés, de concert avec ceux qui s'y rendaient des environs à l'imminence d'un danger, durent saisir et adopter avec empressement l'opportunité d'un établissement confortable contre les affections physiques et morales dans une localité d'un accès difficile et dangereux pour une armée, et qui enveloppée par des forêts épaisses et des montagnes très raides, offrait des refuges de sûreté aux personnes isolées que protégeaient encore des chasseurs disséminés en grand nombre sur les hauteurs. Les Allemands s'y réfugiant, ne pouvaient y trouver sûreté, qu'en se concertant avec les indigènes pour leur défense commune, et comme ces derniers formaient le noyau des peuplades montagnardes, ils prirent vraisemblablement l'initiative de l'établissement des bains, en leur donnant une dénomination dérivée du latin qui était devenu, depuis Jules-César, la langue dominante des Gaules, surtout dans la bonne société.

Les Francs dont la domination succéda à celle des Romains, et tous les peuples de la Germanie semblent avoir fait un usage des bains au moins aussi fréquent que les peuples du Midi, si on en juge par le grand nombre d'établissemens thermaux et de villes dont le nom en dérive, répandus dans toute l'Allemagne de temps immémorial, et par quelques faits historiques, car Ammien Marcellin rapporte qu'en 367, Jovin, général des Romains sous Valentinien, s'avança sur la Moselle jusqu'à une vallée couverte d'arbres, d'où il découvrit les Allemands dont les uns se baignaient, les autres se roussissaient les cheveux à leur manière et quelques-uns s'amusaient à boire; et que les ayant surpris, sans qu'ils pussent se rallier et se mettre en bataille, il força leur camp et les dispersa en en tuant plusieurs[1]. Ce qui achève de démontrer que c'est par une supposition gratuite, qu'on attribue aux Romains l'établissement du grand bain de Plombières, c'est le témoignage de Wassebourg qui en fixe le rétablissement sous Clodion le Chevelu, second roi de France, époque depuis laquelle les Romains furent impuissans à faire une pareille construction dans le pays.

En admettant donc la supposition toute gratuite d'une construction romaine à Plombières, elle aurait été antérieure à la réédification et moins solide que cette dernière, car autrement la destruction en eût été trop difficile et dispendieuse, pour être opérée sans but d'utilité usa-

[1] Videbat lavantes alios, quosdam comas rutilantes ex more, potantesque nonnullos, etc. V. Ammian. Marc. tom. XXVII; et Dom Calmet, l. c, liv. v, pag. 208.

gère, et si l'on n'admet qu'une destruction et une réédification partielles, il aurait fallu constater une différence de solidité et de travail entre les deux, ce que l'on n'a pas fait, pour y faire croire. Dom Pierre Tailly semble avoir eu la même opinion que moi, lorsqu'il dit (o. c. p. v, c'est-à-dire *ouvrage cité*, p. v.) : « il est surprenant que l'histoire ne nous offre presque point de monumens qui attestent la haute antiquité de Plombières, pendant que ceux de Luxeuil se glorifient par une magnifique inscription, d'avoir été renommés du temps de César, qui, à la persuasion de Labiénus, son lieutenant-général, les fit nettoyer et construire pour y soulager ses soldats blessés et malades. » L'auteur, qui faisait imprimer ce passage en 1789, ignorait donc alors les prétendues médailles et inscriptions par lesquelles on a voulu faire honneur aux Romains de l'établissement de nos bains, dont ils n'auraient pas été à portée de faire un usage proportionnel à sa grandeur, sans danger et sans un déplacement difficile et coûteux de leurs camps ou stations ordinaires. Je pourrais ajouter d'autres considérations tirées des mœurs et des habitudes des Romains qui ne couraient point les établissemens par régime et distraction, comme on le fait aujourd'hui, et qui usant journnellement de bains, plus souvent froids que chauds, en forme de gymnastique après leurs travaux et pour faire leur dernier et principal repas, avaient leurs bains près d'eux, ou même dans leurs habitations ordinaires, comme nous l'apprend Celse et les autres médecins de leur temps. Il est d'ailleurs incroyable que les Romains eussent fait à Plombières, dont leurs stations ne les rapprochaient pas, un établissement beaucoup plus considérable qu'à Luxeuil et aux autres thermes près desquels ils concentraient leurs forces.

S'il y a des raisons et des raisons très fortes et multipliées pour croire que les premiers établissemens de Plombières n'appartiennent pas aux Romains, on ne peut cependant en révoquer en doute l'ancienneté, et comme ils ont été rangés par beaucoup d'auteurs au nombre des bains d'Allemagne, parce qu'ils étaient également fréquentés par les habitans des deux rives du Rhin, on ne peut nier non plus qu'ils n'aient joui d'une grande célébrité de temps immémorial. Les guerres, en jetant dans les montagnes des Vosges un grand nombre de fuyards et de brigands, les ont souvent fait déserter sans les faire oublier, et c'est pour protéger ceux qui les fréquentaient, que le duc de Lorraine, Ferry Ier fit bâtir, en 1292, un château à Plombières, à la descente de la route de Luxeuil, et afin d'assurer un protecteur à cette localité, il en fit don au prince Ferry son fils, qui, dans ses lettres, se qualifiait du titre de seigneur de Plombières, comme fit aussi son fils Jacques.

CHAPITRE V.

Des sources et des divers établissemens de bains.

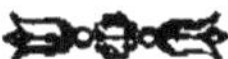

Nous parlerons des bains en même temps que des principales sources utilisées à Plombières pour les malades. La *source du Crucifix,* située au nord, sous les arcades de l'hôtel-de-ville, d'une température de 40 degrés Réaumur, fut d'abord nommée *source du Chien,* soit parce que d'après deux traditions différentes, un chien de chasse, en s'y baignant, la fit connaître à des chasseurs romains, ou parce qu'un chien galeux s'y guérit, en venant d'un château situé sur la route de Luxeuil, s'y baigner tous les jours. Plus tard, on l'appela *source du Chêne*, parce qu'elle se trouvait au pied d'un gros arbre de ce nom ; ce qui semble indiquer que les sources thermales ont été trouvées dans une forêt, dont les restes ceignent encore Plombières de tout côtés. Le chêne ayant disparu, la dévotion y fit substituer le crucifix qu'on y voit, d'où le nom actuel. Une cuvette en pierre reçoit l'eau de cette source par deux robinets fixés à un bloc de roche, sous lesquels on met les verres et les bouteilles, pour la boire à sa température ordinaire, car c'est cette eau que l'on préfère pour cet usage ainsi que celle du bain des Dames, dans toutes les affections chroniques du bas-ventre, telles que les vices de digestion, d'absorbtion, les gastralgies, l'anorexie, la dyspepsie, les engorgemens glanduleux, les embarras des viscères, les flatuosités, les vomissemens chroniques, les aigreurs, les renvois nidoreux, les éructations, etc. Bue à sa température ordinaire, l'eau de ces deux sources, qui est très limpide, ne manifeste ni odeur ni saveur, et ne pèse pas sur l'estomac, si l'on s'y accoutume peu-à-peu et qu'on ne la boive pas en trop grande quantité à la fois, ou trop coup sur coup. Il y a cependant quelques cas assez rares où la susceptibilité de l'estomac, et quelquefois les habitudes du malade demandent qu'on y ajoute quelque correctif, comme une infusion de racines de réglisse (du coco), ou une teinture de quelqu'autre plante, un peu de sucre, du lait ou du petit-lait, un sirop non acide, car l'eau étant alcaline, on en détruirait la propriété par l'acide. Quand les malades éprouvent des chaleurs d'entrailles ou une forte répugnance pour toute boisson chaude, l'on y substitue la boisson de l'eau savonneuse ou de l'eau ferrugineuse, dans les cas où il n'y a point d'engorgement ni de glaires ou de viscosités à résoudre ou à délayer, car la boisson chaude est la plus pénétrante et la plus résolutive. Mais c'est au discernement d'un médecin éclairé par l'observation qu'il faut s'en rapporter pour les modifications à introduire dans la boisson des eaux qui ne sont utiles que par une bonne administration.

Les eaux chaudes refroidies manifestent une légère odeur quasi-sulfureuse ou d'exhalaison mucide. Il serait à souhaiter que la fontaine du Crucifix, placée sous une voûte un peu sombre et presque perdue au milieu des constructions qui l'entourent et l'écrasent, fût plus dégagée et même isolée de ces constructions, vu qu'une odeur désagréable se fait parfois sentir autour;

odeur qui peut venir de l'eau thermale refroidie et croupie, mais que l'on peut aussi présumer venir d'immondices mêlées à ces eaux, soit que ce mélange provienne des décharges des maisons voisines ou des liquides répandus sur le pavé dont les joints ne sont pas impénétrables aux infiltrations. Il est vrai que l'approche immédiate de cette source est défendue par une grille en fer, placée devant la voûte, qui se ferme la nuit, ce qui a l'inconvénient d'en interdire l'usage à ceux qui en souhaiteraient durant la fermeture, et n'empêche pas les malpropretés qui peuvent se faire de jour, ni celles que l'obscurité et l'abri du lieu peuvent donner lieu de faire la nuit contre la grille. Cependant il ne faudrait pas la priver de l'avantage d'être placée à côté des arcades de l'hôtel-de-ville qui, étant en miniature le palais royal de Plombières, servent d'abri durant la pluie à ceux qui boivent en se promenant avant d'entrer au bain, quoique le plus grand nombre à présent se fassent apporter l'eau pour la boire dans le bain. S'il y a difficulté pour un déplacement de cette source, à cause de la dépense, il n'y en aurait pas beaucoup pour l'entourer d'un pavé mieux cimenté avec une déclivité divergente, propre à éloigner par un conduit à portée toutes les eaux répandues dans le voisinage de la source. L'eau de cette fontaine va cependant se perdre plus ou moins vite et plus ou moins directement dans un conduit qui la porte au ruisseau dans la journée, et elle se rend de nuit, où la propreté en est moins suspecte, par un autre conduit au bain tempéré, avec plusieurs autres sources dont nous parlerons.

La *source Miler* ou *Muller*, ainsi appelée du nom de son ancien propriétaire qui la vendit pour la somme de dix louis, jaillit de plusieurs points, d'une voûte taillée dans le roc au nord, au bas et au tournant de la route d'Épinal, au-dessus de l'église et vis-à-vis les écuries de la Tête-d'Or. On y remarque plusieurs filets sortant des fissures du roc, les uns d'eau chaude, d'autres d'eau tiède et quelques autres d'eau fraîche. Il y a environ quarante ans qu'un M. Delille eut l'idée d'y établir un bain particulier. Quelques couleuvres affectionnant, à cause de sa température douce, la grotte d'où sortent les eaux de cette source, et y laissant parfois leur dépouille, ont fait supposer à quelques personnes que la prétendue matière animale découverte par Vauquelin dans les eaux thermales de Plombières, était due à la peau ou aux débris du corps de ces reptiles. Mais il suffit de remarquer que la même matière se retrouve dans les eaux sulfureuses et les autres eaux thermales les plus chaudes, que ne pourraient supporter aucun animal, pour faire rejeter cette supposition purement imaginaire.

Le *bain des Dames* ainsi nommé, parce qu'avant la révolution il appartenait ainsi que le bâtiment où il se trouve, aux dames chanoinesses de Remiremont, est au midi, à gauche du ruisseau de l'Eaugronne. Il portait plus anciennement le nom de *bain de la Reine*; dom Calmet pense que c'est parce que la fameuse Waldrude s'étant retirée à Remiremont après la mort de Lothaire, conserva, étant abbesse du chapitre, la qualité de reine. Ce bain appartient actuellement à un particulier de Plombières qui l'a mis en vente et n'attend probablement qu'un amateur qui lui en donne le prix qu'il en voudrait avoir. Tous les autres bains sont la propriété du gouvernement. Le bain des Dames est le seul où il y ait des appartemens qui se louent aux baignans. Sa position à l'extrémité orientale de Plombières qui le rapproche des baignans qui y logent en grand nombre, fait qu'il est très fréquenté, quoiqu'il soit susceptible de plusieurs améliorations qui ne pourraient être négligées qu'au préjudice du propriétaire sans l'avantage de son emplacement. L'eau de ce bain sort d'une roche qui fait mur pour le bâtiment, par deux robinets, où sa température est à 41 degrés Réaumur. Mais l'un des deux robinets recevant l'eau plus directement, donne une nuance de température un peu plus élevée. On en boit l'eau comme celle du Crucifix à sa température naturelle, qui la fait ordinairement mieux supporter que lorsqu'elle est refroidie, et fait qu'on ne lui trouve ni goût ni odeur marqués. Quoiqu'elle soit très claire et limpide, elle dépose autour des goulots une concrétion saline qui, assez semblable à des scories de plomb, a pu accréditer la présomption que nos eaux thermales contenaient un principe de ce métal. L'eau tombe des goulots dans un petit réservoir, d'où elle s'écoule dans un bassin de forme ronde, divisé en deux cases, dont la plus chaude qui est de 30 degrés, sert à puiser l'eau qu'on porte dans les baignoires de bois du local, en même temps que son superflu déborde dans l'autre case qui n'étant qu'à 28 degrés, sert de bain commun aux deux sexes, et peut contenir dix ou douze personnes. L'eau de ce bassin s'écoule partiellement par une issue supérieure au fur et à mesure de son renouvellement ou de son trop-plein durant le jour, et s'évacue entièrement par une ouverture et un conduit à fleur du fond que l'on balaie tous les jours dès que les bains cessent; il en est de même dans les bassins ou piscines des autres bains à l'usage journalier du public. Toutes les eaux qui ont servi pour des bains sont reçues dans des conduits souterrains qui les livrent au ruisseau directement ou à un lavoir au bas de la ville. Il y a dans le bain des dames une pièce voûtée, appelée le *caveau* ou le *salon* avec quinze baignoires, huit d'un côté et sept de l'autre, dans lesquelles les baignans se trouvant face à face, tiennent conversation comme dans un véritable salon; onze cabinets, dont cinq à deux baignoires; quatorze cuves en bois disséminées dans trois pièces contre les murs; six petits vestiaires; cinq douches descendantes ou à percussion; une douche ascendante à deux fins, avec lieu d'aisance.

En face du bain des Dames, de l'autre côté de la rue au nord, il y a un cabinet d'étuves ou de vapeurs chaudes, voûtée en pierre de taille, de sept pieds de long sur cinq de large, échauffé par une source de 49 degrés, qui va se perdre dans le ruisseau, et n'est probablement qu'une émergence partielle de la source qui se trouve au milieu de la rue, un peu plus bas et à quelques pas de cette étuve. Quelques auteurs portent la température de cette dernière source à 55 degrés R.; et prétendent qu'on y peut cuire des œufs mollets, ce que je n'ai pas vérifié, ne l'ayant jamais vue à découvert; elle est réunie avec la source Miler pour en tempérer la chaleur dans un même conduit qui la porte au bain tempéré. Le cabinet dont nous parlons porte le nom d'*étuve Bassompierre*. Il est placé à l'encoignure de deux maisons et presque de niveau avec la rue. Il offre à son entrée un petit vestiaire sans lequel on serait obligé de se déshabiller et de s'habiller dans l'étuve ou dans la rue. C'est une sorte de succursale pour le bain des Dames qui n'a point d'étuve.

En descendant on trouve d'abord, au milieu de la rue Royale, le *grand bain*, appelé aussi *bain des Romains*, à cause de l'origine qu'on lui suppose, et *bain des pauvres*, parce qu'on y a pris latéralement au midi un petit bassin divisé en deux cases contiguës pour les deux sexes des pauvres et des malades reçus à l'hôpital, qui ne peuvent guère s'y baigner qu'au nombre de douze ou quatorze à la fois. Ce bain, le plus anciennement fréquenté, et presque délaissé aujourd'hui, est ce qui nous reste de ce vaste établissement comparé à un lac par Camérarius et où cinq cents personnes pouvaient, selon Toignard, se baigner à la fois. *Heu! quantum mutatus ab illo!* Quel changement dans les dimensions! Ce reste d'antiquité présente un encaissement en pierres de taille larges, de forme carré long, ayant 54 pieds sur 30 dans œuvre avec des couloirs ou corridors de chaque côté, d'où l'on descendait dans un bassin de 3 pieds et demi de profondeur par quatre gradins qui, servant de siéges, donnaient à nos ancêtres la facilité de prendre leurs bains à la hauteur convenable qui doit varier selon les affections, la taille, l'âge, etc. Il faut descendre plusieurs marches à chaque extrémité pour arriver aux corridors qui sont bien audessous du niveau de la rue, n'ont guère que trois pieds de large et sept à huit de haut sous une terrasse plane sur laquelle on peut se promener, et où l'on arrive de plein pied par le côté du nord, tandis qu'au sud elle est élevée de trois pieds et demi au-dessus du rez-de-chaussée. Elle est continuée d'un côté à l'autre à l'ouest, et on a jeté à l'est un pont de jonction sur le grand bassin qui est à découvert dans son milieu, et dont l'eau s'exhale en vapeurs épaisses au refroidissement de l'atmosphère; d'où les habitans tirent le pronostic d'une pluie imminente ou déjà tombée dans le lointain. La terrasse qui ne règne que sur les couloirs et les cabinets de bains pratiqués sur les marches du bassin, a une balustrade en fer qui cerne la partie découverte du bassin et sur laquelle il est très ordinaire de mettre égoutter et sécher les chemises des baignans et d'autres linges. Il nage à la surface de l'eau du bassin qui a une température de 36 degrés R.; et n'est lavé et balayé que tous les huit jours, en faisant écouler l'eau par un conduit pratiqué à l'ouest, une pellicule verdâtre de conferves que M. de Saussure a examinée plusieurs fois, au rapport de Martinet, sans jamais y découvrir aucun animacule. Il faut seize heures pour remplir le bassin qui alimente le bain des pauvres par son trop-plein, et fournit l'eau nécessaire pour remplir les cuves des cabinets ouverts sur les couloirs et pour les douches que l'on peut y prendre dans les baignoires, et en dehors dans les cabinets placés à l'extrémité de l'est des deux côtés du bassin. Ces derniers cabinets sont si chauds, surtout ceux du côté du midi où est le réservoir de la source la plus chaude, qu'on ne peut guère y rester sans suer. Il y a à l'autre extrémité, celle de l'ouest, deux autres cabinets pour les étuves avec des lieux d'aisance du côté méridional, et deux autres cabinets du côté opposé, où l'ou peut renforcer la vertu anti-herpédique de l'eau thermale de Plombières par une addition de sulfure de soude ou de potasse, à l'instar des eaux sulfureuses de Barége. Les baignoires comprises dans tous les cabinets sont au nombre de quatorze, où les bains peuvent se renouveler trois fois dans une matinée.

L'eau du grand bain est principalement fournie par deux sources situées à son extrémité orientale, dont celle du sud la plus abondante et la plus chaude, donnant environ quatre pouces et demi d'eau par seconde, selon M. Grosjean, marque au goulot 50 degrés au thermomètre à mercure de Réaumur, et va même au-delà après des chaleurs prolongées; et celle de droite, moins abondante, marque 44 degrés R. Il sort aussi de l'eau chaude par les fentes du pavé du bassin, et il y a une autre petite source dite de *Sainte-Catherine*, d'eau seulement tiède, qui sort à fleur du pavé à l'extrémité occidentale du corridor du nord. On lui a long-temps attribué une vertu propre à guérir les maux d'yeux, qu'elle ne paraît tenir que de sa température plus douce que celle des autres sources.

Outre ces sources d'eau thermale, il y a aussi une source d'eau savonneuse dans un renfoncement du parapet gauche de l'entrée supérieure, qui reste ouverte jour et nuit pour laisser aux particuliers la faculté de venir puiser aux sources l'eau dont ils peuvent avoir besoin pour leur propre usage et celui de leurs hôtes, tandis que les couloirs se ferment par des portes, et l'autre extrémité par une grille en fer, après la sortie des bains. L'eau savonneuse dont la source se trouve à une hauteur assez considérable sur la route de Luxeuil, auprès de la maison du n° 215, est amenée au grand bain par un conduit. Il y a un peu plus haut, sur la même route, une autre source d'eau savonneuse, dont l'émergence et le réservoir se trouvent au jardin public contigu au bain royal où elle est dirigée pour tempérer l'eau thermale, et elle a la même destination au grand bain, outre celle d'être à portée de ceux qui en boivent au bain ou à table. L'eau savonneuse de ces deux sources ayant une température de 11 à 12 degrés R., ne gèle pas en hiver, et diffère peu, pour la saveur et le goût, de l'eau commune, dont la température varie ordinairement de 9 à 10 degrés R.

On pourrait à peu de frais, remettre à l'usage des baigneurs la moitié ou les deux tiers inférieurs du grand bassin, en laissant subsister les cabinets du haut pour le service des douches. L'on pourrait aussi ménager, à chaque extrémité, un ou deux cabinets pour se vêtir au sortir des étuves et des bains. L'eau du bassin, qui est à 36 degrés R. près des sources, et à 35 à l'autre extrémité, pourrait facilement être ramenée à 28 degrés R. par l'arrivée d'une proportion convenable d'eau savonneuse ou d'eau de la source Simon, qui est située entre les deux sources savonneuses, mais un peu plus profondément sous la route de Luxeuil, au fond d'une longue galerie souterraine ouverte sur le jardin de la maison nº 119. La température du bassin, par ce moyen, offrirait comme à present un degré de moins pour l'autre extrémité, et ménagerait aux baignans une transition insensible d'une température à l'autre, car elle aurait au milieu un demi-degré de différence de celle de chaque extrémité, comme cela avait lieu au bain tempéré avant sa division en quatre ronds de cuves, qui trop petits, n'offrent une eau claire qu'aux premiers arrivés, et sont inégalement occupés, la différence d'un degré entier de température étant trop forte pour les transitions désirables. On pourrait même donner au bassin une forme circulaire ou ovale, revêtue en marbre des Vosges, pour rapprocher les baignans en faveur de leurs causeries, mais en leur laissant, par la grandeur de l'encaissement, une plus grande masse d'eau et plus de place qu'au bain tempéré, où ils se trouvent en quelque sorte les uns sur les autres. En pratiquant autour du centre de la grande enceinte un petit cirque garni de siéges, avec un espace intermédiaire suffisant, les baignans se trouveraient encore plus rapprochés pour leurs conversations. Ce que je propose serait d'autant plus convenable, que beaucoup d'étrangers, dont les désirs doivent être satisfaits pour les attirer et leur faire préférer Plombières aux autres bains, aimeraient à se baigner en commun pour la gaîté et la distraction, s'ils n'étaient repoussés par la gêne de l'encombrement et l'aspect d'une eau qui se trouble plus vite qu'elle ne se renouvelle dans les petits bassins.

Une autre raison pour agrandir les bassins, c'est que, non-seulement l'ennui, mais aussi le prix élevé des bains isolés, empêchent beaucoup d'étrangers de prolonger leur séjour à Plombières, et probablement d'y venir. L'intérêt bien entendu de la localité et du département, dont les produits abondans ne s'écoulent au dehors que difficilement et à grands frais de transport, c'est d'y voir affluer les étrangers pour en augmenter la consommation et n'en pas laisser tomber le prix à un taux qui décourage l'industrie et la production. Mais en voyant que les bains d'eau thermale fournis par la nature à Plombières, sans autre dépense que la localisation ou l'apprêt d'un emplacement pour les recevoir, se paient plus cher qu'à Paris, où il y a en plus l'achat de l'eau, du combustible et du chauffage, les étrangers, même les plus aisés, se récrient avec raison sur une différence qui devrait être tout entière en faveur des eaux naturellement chaudes, tandis que c'est le contraire. Une pareille différence, qui ressemble à un impôt levé sur la nécessité et les infirmités humaines, devient choquante pour les uns et onéreuse pour les autres, et a pu contribuer à éloigner de nos eaux beaucoup d'étrangers, entre autres les Suisses et les Allemands, autrefois si assidus à les fréquenter ; et il est à craindre que les indigènes ne les oublient aussi peu-à-peu, si l'on ne vient au-devant de leurs désirs, comme cela a lieu à Baden et dans les autres établissemens d'eaux minérales des contrées voisines. Ma remarque a d'autant plus d'importance, qu'à part la dépense des étrangers qui profite à la localité et au département, il s'établit aux eaux des liaisons d'amitié et des relations de commerce qui ne sont jamais stériles en bons résultats pour des peuples limitrophes.

Quatre-vingts personnes se baignaient encore à la fois dans le bassin du *grand bain*, avant qu'il n'eût été mis hors d'usage et remplacé par le bain tempéré, dont le bassin contenait à l'aise soixante baignans à la fois, avant sa métamorphose, en quatre cuves marbrées dont la belle forme n'a pas attiré ni séduit les Suisses qui, aimant mieux l'utile et le positif, qu'une élégance fantastique et stérile, oublient de plus en plus nos eaux. Au lieu de favoriser le goût des étrangers pour les bains en commun, qui sont moins chers et plus récréatifs, on a progressivement diminué la capacité et la commodité des bassins, en augmentant proportionnellement le nombre des cabinets et le prix des bains particuliers, où l'ennui et les idées tristes assiégent ceux qui n'y font pas diversion par la lecture. On a fait comme le marchand qui, voulant s'enrichir promptement en haussant ses prix, finit par se ruiner en faisant déserter son magasin où son fonds passe de mode et se détériore, sans lui rapporter aucun intérêt pour ses avances. Une autre contrariété dont un baignant peut avoir à se plaindre; c'est qu'après avoir donné au garçon qui lui apporte la note du prix des bains qui lui ont été administrés, une gratification honnête qu'il croit partageable entre tous les hommes de service, celui dont il a reçu plus particulièrement les soins se présente ensuite chez lui sous prétexte que dans la hiérarchie des dignités thermales, les premiers garçons ne l'admettent pas au partage des bénéfices de la gratification.

C'est un malheur pour la ville de Plombières,

autrefois la reine des établissemens thermaux, de rester stationnaire au milieu des perfectionnemens réclamés par les besoins et les progrès de la civilisation, ou de n'obtenir que des changemens de fantaisie, calculés sur une petite échelle, en renfermant l'avenir dans l'enceinte étroite du présent et à rebours des véritables intérêts de la localité. Le luxe des embellissemens stériles et onéreux ne fera point prendre la route de Plombières à ceux qui vous demandent avant tout la santé, la commodité et une plus grande propreté des eaux par l'agrandissement des piscines, en même temps que des distractions et des agrémens qui puissent faire diversion au souvenir des jouissances domestiques et des liens de famille. Mais pour y arriver, il faudrait laisser moins d'empire à la faveur et aux opinions politiques, qu'à la capacité et au mérite dans le choix des préposés à qui appartient l'initiative des améliorations.

Il y eut le 25 juillet 1770 une inondation terrible, suite d'un orage qui éclata du côté de Remiremont et dont les eaux entraînèrent les foins coupés jusqu'à l'entrée de Plombières, où des baraques et des voitures les arrêtant par une sorte de digue, grossirent la masse et la force du torrent qui durant la nuit rompit la digue, enleva les ponts, combla le grand bain, renversa des pans entiers de maisons, emporta dans la prairie des meubles et des bestiaux qu'on y retrouva au jour, et força un grand nombre de personnes à gagner les montagnes par les toits et le derrière des maisons, le cours du ruisseau s'étant établi par le milieu de la ville. C'est à la suite de cette inondation que le docteur Deguerre, alors inspecteur des eaux de Plombières dont les filles de Louis XV avaient reçu les soins en 1761 et 1762, obtint, à la sollicitation de ces deux princesses, du roi leur père, la construction du bain tempéré au-dessous du grand bain sur un emplacement occupé alors par deux maisons qui furent achetées.

D'anciens mémoires, au rapport du bénédictin Tailly, font mention d'un autre débordement plus ancien qui eut lieu dans le dix-septième siècle, détruisit une partie du grand bain et obligea de le raccourcir. La preuve de ce malheur fut confirmée, ajoute-t-il, quand on fit l'excavation du bain tempéré. On y trouva des vestiges d'un pavé au niveau de celui du grand bain dans lequel il y avait une bonde de cuivre rouge encastrée qui prouvait qu'elle servait de décharge du fond pour en évacuer les eaux et nettoyer le bain. Indépendamment de ces vestiges convaincans, on trouva aussi des travaux anciens en contre-mur, composés de ciment et de cailloux de rivière mêlés, et d'une solidité si grande qu'à peine les meilleurs ouvriers pouvaient en briser un pied cube par jour, ce qui détermina l'ingénieur D. Delille à mettre la poudre à canon en usage, en plaçant de gros bois sur les ruines pour empêcher les éclats de s'élever hors de l'enceinte. Le préfet d'Estourmel ayant fait faire, il y a environ dix ans, la recherche d'une nouvelle source sur la place qui sépare le grand bain du bain tempéré, on y trouva aussi un encaissement et des vestiges également incontestables de l'existence d'un bassin au niveau et en rapport avec celui du grand bain. Joignez à cela le témoignage de Camérarius, qui fait mention d'une piscine ou d'un lac ceint par un mur d'environ quatre cents pas, et le rapport de Toignard sur un bain qui pouvait contenir cinq cents personnes à la fois, et vous en conclurez que le grand bain non encore rapetissé devait occuper avec son emplacement actuel, l'emplacement du bain tempéré et de la place intermédiaire entre ces deux établissemens. S'il faut mesurer le génie par la grandeur des conceptions et des travaux, comparez et plaignez notre époque. J'ai encore vu dans la cour du bain royal des tas considérables de pierres taillées en énormes carrés avec une saillie en forme d'arête d'un côté et un creux correspondant de l'autre côté, pratiqués dans leur centre pour en consolider la pose. Ces pierres qui provenaient de la fouille faite par le préfet d'Estourmel auquel le département a reproché plus d'une destuuction, ont ensuite été employées aux constructions latérales du bain Royal. Le docteur Jaquot de Plombières a sauvé quelques débris moins volumineux de la dévastation qu'on aurait probablement pu éviter en ménageant les vieux bassins, pour les faire servir et les adapter à de nouvelles constructions faites ou à faire [1]. Ces démolitions qui ne

[1] Pour que l'on ne m'oppose pas que *la critique est aisée et l'art difficile*, surtout dans la hiérarchie administrative, qu'il me soit permis de rapporter comment j'ai éludé la responsabilité d'une construction qui n'aurait été en harmonie ni avec les besoins ni avec les intérêts de la commune que j'habite.

Ayant été, après la révolution de juillet 1830, élu maire

me paraissent pas avoir été inévitables, me rappellent que, quand j'étudiais à l'université de Leipsig, il y a près de quarante ans, un barbouilleur chargé de gratter et de rafraîchir le badigeonnage des couloirs du théâtre de cette ville, s'était

de Chamagne, dans les Vosges, où des raisons de santé m'avaient fait retirer depuis quatre ans, après avoir exercé la médecine pendant vingt ans à Paris, je crus devoir m'occuper incessamment de diverses améliorations d'un intérêt général. Après avoir achevé de payer les dettes de cette commune, fourni l'école des objets les plus nécessaires, fait une plantation d'arbres dans les grèves de la Moselle, réparé les chemins vicinaux et la tour du clocher, comblé les bas-fonds du village où stagnaient les eaux ménagères et pluviales avec les égoûts des fumiers, ce qui probablement nous a garantis du choléra qui nous cernait de toutes parts à moins d'une lieue; acheté une pompe à incendie, et les étalons des poids et mesures dont le besoin se faisait sentir depuis long-temps; contribué à la confection des cassis que j'avais demandés de chaque côté de la route qui traverse le village, pour la salubrité et la propreté; offert et payé 20 francs à chaque garde national qui se présenterait en uniforme lors du passage du roi Louis-Philippe, par Charmes, où il s'en présenta 40 , fait relier les bulletins des lois et plusieurs autres dépenses utiles; j'étais encore parvenu à faire mettre plus de 12,000 francs en réserve dans la caisse communale, pour une construction qui me tenait principalement à cœur, celle d'une nouvelle maison d'école, avec une chambre

avisé de gratter et de badigeonner aussi les belles peintures qui décoraient le plafond et le devant des loges, pour le mérite desquelles il n'avait point de sens, afin de tout rajeunir par l'assortiment de ses couleurs. C'est ainsi que l'ignorance

pour nos archives perdues en grande partie ou rongées par les souris dans les greniers des maires; une remise pour une pompe à incendie et deux grandes salles l'une au-dessus de l'autre, tant pour l'enseignement que pour les assemblées publiques lors des élections, etc. Comme j'avais trouvé dans les papiers de la mairie que, lors de l'acquisition du presbytère actuel sous la restauration, dont l'achat avait coûté plus de 10,000 francs à la commune, y compris le grand jardin d'un demi-hectare y attenant, il avait été réservé par le conseil municipal 10 ares (presque un tiers) de ce jardin pour l'instituteur, auquel le desservant actuel, dans le but de régulariser et d'agrandir sa grosse part, n'en a pas seulement laissé deux ares, je proposai au conseil municipal de réclamer contre la distraction de la majeure partie du terrain réservé, puis enlevé au maître d'école. Tous les membres du conseil municipal, moins un, accueillirent et signèrent ma demande, qni, après plus de trois années de sollicitations d'une part et de fausses allégations d'autre part, a échoué, malgré qu'une information *de commodo et incommodo*, dernier moyen extra-légal invoqué en désespoir de cause, ait été favorable au conseil; car, sur une population de plus de 600 ames et de 160 chefs de famille, malgré les démarches faites par un dévouement pieux ou intéressé,

et la présomption, sous prétexte d'embellir et de perfectionner, changent et détruisent des ouvrages qui n'ont que le défaut de n'avoir pas été faits par les destructeurs.

Le Bain tempéré, appelé aussi dans le principe

jointes à celles du prêtre, qui, le dimanche des Rameaux 1834, jour de l'information, négligea les vêpres pour veiller à ses intérêts temporels et gagner plus de suffrages, il n'y eut contre la demande du conseil municipal que 53 signataires opposans, en y comprenant les ouvriers et les domestiques des meneurs, ainsi que leurs fils, et encore le lendemain, plusieurs jeunes gens vinrent me dire que l'on avait surpris leur opposition et révoquaient leur signature. Notre préfet, qui probablement sentait le droit du conseil municipal et de la commune, étant venu à ma prière sur les lieux, eut un colloque particulier avec le desservant qu'il consulta probablement, en lui faisant plus d'honneur qu'au conseil municipal, qu'il ne consulta pas, parut indécis, et finit par me dire qu'il ferait décider l'affaire par le ministre de l'intérieur, agissant en cela très prudemment pour ne pas courir le danger d'un conflit avec l'autorité ecclésiastique, devant laquelle l'autorité civile paraît encore destinée à baisser pavillon. Plusieurs mois après, je crois sous la date du 31 janvier 1834, M. le sous-préfet m'écrivit que M. le ministre de l'intérieur avait décidé qu'il ne serait pas donné suite au projet de construction du conseil municipal, dans la partie réclamée du jardin attenant au presbytère, 1° *parce que cela serait trop coûteux pour la commune*,

Bain royal, *Bain neuf*, puis par circonstances et un instant, *Bain républicain*, fut livré au public en 1775. Sa surface intérieure est de 48 pieds sur 53, et présente dans son milieu quatre petits bassins circulaires en forme de cuves, revêtus de

qui cependant ne lui demandait rien que son approbation; 2° *parceque le projet était contraire au vœu manifeste de la majorité des habitans*, probablement en comptant le curé pour plusieurs centaines d'individus, car, tant que 2 fois 2 feront 4, 53 ne feront pas majorité sur 600 individus, ni même sur 160 chefs de famille; 3° *parce qu'il serait inconvenant d'établir près du presbytère les pompes à incendie*, quoique nous n'en ayons qu'une seule, qu'il a fallu démonter pour la mettre à couvert dans la meilleure chambre d une maison en ruine composée de deux pièces, dont l'autre sert de logement au pâtre. On peut conclure de tout cela, que très probablement les renseignemens donnés au ministre n'étaient pas d'une rigoureuse exactitude, qu'il n'avait guère bien fait examiner les pièces émanées du conseil municipal de Chamagne, où elles ne sont pas revenues, et qu'il n'approuve pas la position de la plupart des églises et des clochers près des presbytères, vu l'inconvenance de troubler le repos et le sommeil des prêtres par le son des cloches aussi bien que par le déplacement des pompes à incendie; que quand l'église possède, n'importe par quelle voie et à quel titre, elle possède bien; et enfin, que l'on peut mystifier un maire et un conseil municipal de village, sans crainte. Une conséquence de cette déci-

marbre du pays, avec un banc partout de hauteur égale dans le pourtour de chacun avec une intersection d'environ 3 pieds, garnie de plusieurs marches pour y entrer et en sortir. Ces quatre petits

sion fut ma démission des fonctions de maire, bientôt suivie de celle de membre du conseil municipal, parce que je jugeai qu'on ne pouvait plus espérer une construction convenable pour les besoins de la commune, et que, faute d'un emplacement au centre, que j'avais en vain cherché, il faudrait la porter dans un quartier éloigné et incommode, la rendre encore provisoire par sa petitesse, la difficulté que les enfans auraient pour se rendre à l'école en hiver, etc.; ma conduite n'a pas empêché que je ne fusse nommé depuis membre du conseil d'arrondissement de Mircourt. En attendant, le curé de Chamagne n'a pas dû manquer de choux. Mais les enfans du village, enfermés au nombre de 126 dans une salle d'école de 17 pieds sur 21, ont étouffé, toussé, et n'ont pas reçu autant d'instruction que leur en aurait donné l'instituteur, s'il avait pu circuler librement entre les bancs et les tables pour surveiller et diriger le travail des écoliers, dont quelques-uns ont même été privés d'instruction faute de place pour les recevoir; à part la séparation des sexes, qui est ajournée jusqu'après une décision du ministre des cultes, pour lequel j'ai rédigé, en qualité d'inspecteur des écoles primaires, des renseignemens adressés au comité d'instruction primaire de Mircourt. A présent, malgré toute ma modération, me voilà probablement brouillé avec les prêtres, les préfets, et peut-être aussi avec les ministres. *Noli esse justus nimis*, ou sinon!

bassins, qui plaisent au coup-d'œil, abstraction faite de l'utilité, ne peuvent contenir chacun que 15 personnes assises à la fois, encore faut-il qu'elles se touchent, même lorsqu'elles ont été exténuées et rapetissées par le régime des gastrites. Il paraît que c'est une imitation empruntée aux eaux de Luxeuil, qui sont beaucoup moins fréquentées et demandent beaucoup moins de place que celles de Plombières, et où, par conséquent, l'exiguité des bassins en miniature peut se justifier par leur suffisance ou par le produit proportionnel des sources. Ils ont remplacé, en 1828, un plus grand bassin de 16 pieds sur 15 dans œuvre, de forme carrée, où pouvaient se baigner 60 personnes à la fois, assises sur trois rangs de gradins pour servir de siéges à toutes les tailles et à toutes les exigences médicales, s'y enfoncer graduellement et à volonté, y entrer et en sortir de tout côté sans déranger personne, en laissant, avec plus d'espace libre dans le milieu et sur les bancs, une plus grande liberté pour les mouvemens, l'intérieur n'étant point occupé par les matériaux employés pour le partage en quatre cases. Il y avait devant les siéges, à environ un pied au-dessus du niveau de l'eau, des planches en forme de table pour y déposer verres, serviettes, tabatières, lait, petit-lait, sirop, jus d'herbes et décoctions de plantes médicinales servant à modifier au besoin la boisson des eaux thermales. Aujourd'hui, point de place pour tous ces objets, en quelque sorte inconnus et devenus inutiles pour la plupart, parce que la boisson des eaux minérales étant presque généralement interdite, n'a plus besoin de correctifs pour la faire supporter à l'estomac, et que depuis que presque toutes les maladies ont revêtu le caractère de gastrites aiguës ou chroniques, elles se traitent très économiquement, c'est-à-dire avec rien, en privant les malades de médicamens, de boisson d'eau minérale et même d'alimens, en sorte qu'il y aurait même bénéfice dans un dérangement de santé, n'était-ce qu'il faut alimenter les sangsues de son sang et le médecin de sa bourse pendant plusieurs années que dure le traitement économique, si le malade n'y succombe. Cependant les nouvelles piscines ont fait perdre d'autres avantages, tel que celui d'une transition ménagée et insensible d'une température à l'autre, qui se faisait dans l'ancien bassin, en ce qu'il offrait, du côté des sources les plus chaudes, un degré de chaleur de plus que du côté des sources les plus tempérées, et par conséquent, la différence d'un demi-degré entre les deux extrêmes; ce qui n'a pas été racheté par la rotondité des piscines en miniature, qui n'offrent que deux différens degrés de chaleur sans température intermédiaire au profit des amateurs du juste-milieu. Ceux-ci méritaient cependant les égards de l'inspecteur, qui a dû s'apercevoir, qu'outre que ses piscines sont très inégalement occupées, les baignans se plaignent souvent d'avoir trop chaud d'un côté et pas assez chaud de l'autre, inconvénient qui était bien moins senti dans la piscine primitive, qu'il aurait dû étudier et connaître avant de la faire changer, en se bornant seulement à la faire revêtir de marbre au moyen des fonds qu'il avait obtenus.

Au pourtour des piscines où l'on se baigne en commun, on a pratiqué au niveau des couloirs qui les bordent, six cabinets un peu obscurs pour les douches descendantes ou externes du côté du nord, deux un peu plus lumineux au fond pour les douches ascendantes ou internes, qui servent aussi de lieux d'aisances; quatre pour vestiaires, dont un à chaque angle, trois autres au midi pour des bains particuliers, et un pour la douche latérale ou à piston, dite aussi à la Tivoli. Les couloirs qui ceignent les piscines offrent au fond du bâtiment, et du côté de la place d'où vient le plus de jour, un espace suffisant pour qu'on ait pu y établir, sans interrompre la circulation, deux rangs de baignoires, d'où l'on peut voir et entendre les récréations et les conversations de ceux qui se baignent en commun, si mieux l'on n'aime causer avec ses voisins. Excepté les cabinets de douches au nord, qui, placés au-dessous du niveau de la rue, ne prennent jour que par l'intérieur du bâtiment, et deux cabinets à douches-étuves à droite et à gauche du vestibule, qui établit une communication entre le bain tempéré et le bain des Capucins, contigus l'un à l'autre, les autres cabinets et les vestiaires sont lumineux et suffisamment éclairés, ainsi que les bassins communs, et les deux rangs de baignoires par des croisées, surtout par celles du côté de la place, au-dessus desquelles on a posé une horloge à l'instar de celle qui existait au grand bain, dont l'utilité est incontestable pour régler les heures et la durée des bains, de même que l'à-propos du service. La difficulté, pour ne pas dire l'impossibilité, de donner plus de lumière à quelques douches, à cause de la construction et de l'inégalité du terrain, n'était pas une raison suffisante pour les supprimer, quoi qu'en ait dit le docteur Alibert, dans son *Précis historique sur les eaux les plus usitées en médecine,* édit. de 1826, vu l'opportunité de ces douches, qui ne sont séparées des bassins que par un couloir, et n'auraient pu être remplacées par d'autres aussi à la portée des baignans.

Il y a au rez-de-chaussée du côté du midi, inférieur d'un étage à celui du nord, une double porte d'entrée et de sortie, et à l'angle gauche du même côté, un escalier qui conduit à une terrasse élevée d'environ 3 mètres au-dessus du niveau des bassins, sur laquelle on entre de plein pied du côté du nord, où elle est à rez-de-chaussée. Cette terrasse, construite sur les cabinets et les couloirs de l'étage inférieur, n'est interrompue que du côté de la place, et a vue sur l'horloge qui s'y trouve. Outre les entonnoirs des douches qui ne se donnent qu'à l'étage inférieur, on y a établi douze cabinets, dont plusieurs à deux baignoires, chacune servie par deux robinets, l'un d'eau thermale et l'autre d'eau savonneuse, fournies par les réservoirs du bain royal situé au midi, et séparé seulement du bain tempéré par une étroite rue sur laquelle on a jeté un pont de communication entre les salons pratiqués sur la voûte des deux bâtimens.

Le bain tempéré est le plus fréquenté par ceux qui se baignent en commun, sa voûte, soutenue par onze piliers carrés, ayant dans son milieu une ouverture en forme de cheminée, pour recevoir et porter au-dehors les vapeurs du bain, et un plateau concave au-dessous pour les empêcher de retomber en gouttes condensées sur les baignans, qui, par là, se trouvent aussi garantis des coups d'air froid qu'une construction différente rend très incommodes et nuisibles à ceux qui fréquentent les piscines du bain royal, où il n'y a point d'horloge, et où il y a fatigue pour descendre et remonter neuf marches d'un côté et treize de l'autre; à part trois portes, dont deux en refroidissent aussi l'atmosphère. Mais, pour les bains particuliers et les douches, le bain royal est préféré et avec raison. C'est la source du milieu de la rue qui alimentait les deux goulots les plus chauds du bain tempéré, et leur chaleur était tempérée par l'eau du Crucifix et celle de la source Simon. Celle-ci est sous la route de Luxeuil, au fond d'une galerie où l'on entre par le jardin situé derrière la maison du nº 219, d'où elle coule au nord-est par la ruelle des Cors, vers la partie supérieure du grand bain. De là, elle prend une direction occidentale pour arriver au bain tempéré dont elle abaissait la chaleur par deux goulots seulement tièdes, n'ayant que 26 à 27 degrés R. au fond de la galerie, et sa température étant encore abaissée par le refroidissement du trajet. Mais depuis la conversion du bassin en quatre simulacres de cuves de vendanges, opérée en 1828,, il y a nécessairement eu une modification sur laquelle je n'ai pas obtenu de renseignemens assez clairs pour en parler avec précision. Il y a au bain tempéré 30 baignoires pour des bains particuliers, dont 15 en haut et 15 en bas, 10 cabinets de douches, dont 2 pour les ascendantes, tant du vagin que du rectum.

Le *bain des capucins* adossé à l'ouest du bain tempéré, est ainsi nommé parce qu'avant la révolution il dépendait d'un couvent de capucins, placé à l'opposite de l'autre côté de la rue sur l'emplacement de la cour et du bain royal. Il a aussi été appelé *petit bain, bain des gouttes*, et pourrait à plus juste titre se nommer *bain des rhumatisans* ou des *paralytiques,* car il est préféré dans les rhumatismes chroniques ou invétérés et sans caractère inflammatoire, de même que dans les paralysies qui refroidissent toujours les parties qu'elles affectent, à raison de sa température qui est d'ordinaire de 29 à 30 degrés R. dans la moitié du bassin réservé aux baignans, et de 33 à 34 degrés dans l'autre moitié qui ne sert que pour des bains de jambes et des bains de vapeurs utérines dans l'aménorrhée et la stérilité. Le bassin, qui a quinze pieds de long sur dix de large, a été construit sur le modèle des anciens bassins des autres bains, étant de forme carrée avec trois rangs de gradins pour y descendre et s'y asseoir à hauteur voulue, une profondeur de trois pieds et demi et une cheminée d'évaporation dans sa voûte, dont le dessus offre du côté de la salle de billard une terrasse entourée d'auges garnies de fleurs. On a divisé le bassin dans sa longueur en deux cases par une séparation en pierres de grès taillées, et c'est dans la méridionale que se baignent les deux sexes à côté l'un de l'autre, comme cela se faisait jadis partout. Il se remplit par son fond et par deux sources, dont l'une renfermée dans un puits carré en dehors et contigu au bâtiment, coule près de l'angle sud-ouest de l'encaissement, et l'autre qui est à 40 degrés R., jaillit en bouillonnant au nord du bassin par une ouverture ronde de huit à neuf pouces de diamètre, appelée le *Trou des Capucins*, sur lequel les femmes stériles ou mal réglées vont recevoir les vapeurs chaudes en s'asseyant sur une planche percée d'une ouverture conforme, entre dix heures et midi, c'est-à-dire lorsque l'on est sorti du bain et qu'on a entièrement évacué l'eau des bassins. Ces deux sources communiquent l'une avec l'autre et n'en font probablement qu'une à leur origine, car l'eau de la source du midi reflue par le trou des Capucins, lorsqu'on en arrête le cours. Il y a dans l'intérieur, au nord de ce bain, un renfoncement voûté assez spacieux pour recevoir plusieurs baignoires, mais il est rare qu'on y en mette. Il y a deux cabinets pour s'habiller, et il y en a un autre à l'angle sud-est qui avait une douche à piston qu'on a supprimée. On y entre par la rue du midi par une porte à deux battans en face de laquelle se trouve un contrevent, et par le vestibule qui communique au bain tempéré dans le passage duquel il y a latéralement deux cabinets à vapeurs chaudes où l'on peut recevoir la douche à percussion.

Le *bain royal* est au midi de la rue qui le sépare du bain tempéré sur l'emplacement d'un ancien couvent de capucins, contigu par une aile à un jardin public construit en amphithéâtre, qui est séparé du reste du bâtiment par une cour assez spacieuse sur laquelle les cabinets de bains du rez-de-chaussée et du premier étage prennent jour. La construction de ce bain, commencée sous l'Empire, puis interrompue par les événemens qui ont préparé la restauration, a été achevée par Louis XVIII. Il a été livré au public en 1821. Il y a au centre du bâtiment un bassin carré d'environ quinze pieds, enfoncé de trois mètres au-dessous du niveau de la rue, garni dans son contour de trois rangs de gradins servant aussi de siéges et de deux bancs adossés, l'un d'un côté, l'autre de l'autre de la paroi en pierres qui le divise en deux cases, une pour chaque sexe. Chaque case offre dans son milieu, entre les siéges, une large planche élevée d'un pied au-dessus du niveau de l'eau, servant à poser les objets apportés au bain. Il y a autour du bassin trois cabinets de douches descendantes, trois vestiaires, trois portes de communication, dont l'une sur la rue, une pour se rendre à l'étuve ou à l'enfer, et une troisième qui conduit à une galerie du rez-de-chaussée, sur laquelle s'ouvrent des cabinets de bain bien éclairés du côté de la cour dont plusieurs sont pourvus d'un appareil de douches latérales. Au côté opposé s'ouvrent des cabinets obscurs pour les douches descendantes, deux cabinets lumineux pour les douches ascendantes à deux fins; un cabinet d'aisance au pied d'un escalier qui conduit au premier étage à l'est; un autre pareil à l'extrémité opposée vers l'ouest, et un troisième dans la cour sur laquelle cette galerie a une porte de communication pour gagner la rue de la Filerie; elle communique aussi à deux couloirs latéraux sur lesquels s'ouvrent également des cabinets de bain, et dont celui de l'extrémité orientale aboutit à un vestibule ayant une porte sur la rue, une autre pour descendre à l'enfer, et une pour communiquer à des cabinets d'étuves partielles contre le mur de la rue. La galerie du premier étage est la répétition de celle du rez-de-chaussée; elle communique à des cabinets de bain sans douches, celles-ci ne se donnant qu'au-dessous; à l'escalier qui conduit au salon et à un grand encaissement servant de réservoir d'eau thermale qu'on y fait monter par le moyen de pompes mues à bras d'hommes, lesquelles ont remplacé une pompe à vapeur qui a été supprimée à cause de ses fréquens dérangemens et de ses réparations coûteuses.

L'intérieur du bâtiment, d'une construction hardie, offre une voûte supportée par quatre arceaux angulaires, à l'est et à l'ouest de laquelle il y a des fenêtres vitrées pour l'éclairer, et dont l'ouverture, pour livrer passage aux vapeurs qui retombent en partie condensées sur les baignans, occasionne un refroidissement incommode dans le bassin. C'est par un escalier pratiqué à l'angle oriental du bâtiment que l'on arrive au théâtre et au salon, et, si l'on veut, à la galerie du premier étage. Il y a à l'angle occidental un autre escalier qui reste fermé, et un pavillon carré-long dont l'entrée et les croisées donnent sur la cour, et dont l'intérieur se compose d'abord d'une antichambre, puis d'une chambre à cheminée et ensuite de deux petits bassins en marbre des Vosges, contigus au grand bâtiment, auquel ils communiquent aussi par la galerie latérale de ce côté. Ces deux bassins qui se touchent sont de forme oblongue pareille à celle d'une grande baignoire, ont plusieurs gradins pour y entrer et en sortir avec un banc de marbre dans chacun, où deux personnes peuvent s'asseoir à l'aise à côté l'une de l'autre, et deux robinets d'eau minérale de température différente. Ils ont été destinés aux princes et princesses de la famille régnante, ainsi qu'une maison qui donne sur la cour et le jardin, maison improprement appelée *préfecture*, celle-ci étant à Épinal, parce que les préfets y logent avec leur famille durant la saison des eaux, et disposent aussi, comme princes du département, du pavillon dont il vient d'être question pour eux et leurs amis en l'absence des destinataires.

Le bain Royal offre, à l'encognure de la maison qui lui est contiguë, à l'est, où se trouve une source d'une température de 52 degrés R., plusieurs cabinets d'étuves ou de vapeurs chaudes, dont le plus près de la source et le plus chaud, situé à 8 ou 9 pieds au-dessous du sol, est appelé *l'enfer*. On y descend par un escalier à droite du vestibule, qui donne entrée au bain Royal de ce côté, et l'on y arrive aussi sans descendre, en sortant du bain commun. Pour gagner l'enfer, l'on passe par un anticabinet où l'on dépose et reprend ses vètemens, qui s'y trouvent imprégnés de vapeurs humides, ce qui est un grand incovénient; de là on entre dans un autre cabinet, déjà assez chaud pour mettre promptement tout le corps en sueurs, puis on ouvre seulement la porte de l'enfer. Le cabinet qui communique à l'enfer a une porte percée d'une ouverture ronde, par laquelle on peut sortir la tête hors de l'étuve contiguë à l'enfer, ou n'y présenter qu'une partie du corps par l'autre côté. Les personnes faibles et très impressionnables ne peuvent se hasarder d'entrer aux étuves générales sans courir le danger d'une défaillance, et doivent avoir la précaution de se faire surveiller par une personne qui, restant à la porte, leur adresse de temps en temps la parole pour savoir comment elles se trouvent, avec la résolution d'entrer si les réponses n'arrivaient plus. J'ai cependant vu des personnes fortes y rester plus d'une demi-heure, sans autre effet que des sueurs profuses, qui continuaient encore ensuite deux ou trois heures dans leur lit avec un affaiblissement momentané, et cela dans le but de parer à une obésité croissante, qui cède difficilement et se reproduit (*etsi furcâ expellas, tamen usque recur-*

ret), si le régime et un changement d'occupations ne viennent à l'appui des sueurs.

Au rez-de-chaussée, et au-dessus de l'enfer et de ses annexes souterraines, se trouvent trois autres cabinets ouverts sur un vestibule à gauche de l'entrée orientale, dont deux sont pourvus chacun d'un boîte en bois, sous forme de caisse carrée, avec un siége pour des étuves partielles du corps, dont la tête seule, ou la tête avec une partie du buste, sort de la boîte, au profit de la respiration qui est plus aisée, et de la tête qui s'embarrasse moins par le sang, bien que les parties qui restent hors de la boîte entrent aussi en sueurs, par la chaleur qui s'y communique. Le troisième cabinet offre, à environ un pied au-dessus du sol, une lunette ronde pratiquée dans un petit cylindre où l'on peut exposer, à la vapeur chaude, le siége, comme au trou des Capucins, ou un membre, en le plongeant dans la vapeur par l'ouverture. Mais la position que l'on est forcé de prendre pour plonger un membre à cette étuve est très incommode et très fatigante, car pour un bras, il faut se traîner sur le pavé ou sur une planche, en appuyant le corps sur la lunette, qui, d'ailleurs, est trop petite pour l'introduction des deux pieds à la fois, un seul y étant déjà mal à l'aise. Comme les cabinets supérieurs reçoivent leurs vapeurs des inférieurs, avec lesquels ils communiquent par une ouverture percée dans le sol, il arrive fréquemment que ceux qui veulent user des premiers au sortir du bain, s'y refroidissent à leur préjudice, ou ne s'y réchauffent pas, parce que les portes des étuves souterraines ont été laissées ouvertes par ceux qui en sortent. On aurait pu parer depuis long-temps à des inconvéniens aussi graves, en isolant, par le bas, la case qui doit fournir les vapeurs des étuves supérieures, sans lui laisser de communication avec la case qui sert aux inférieures; chose d'autant plus facile que la place ne manque pas pour cela. Au lieu des perfectionnemens qu'une connaissance plus parfaite de la pratique des eaux médicinales, et des besoins de ceux qui les fréquentent, aurait introduits, on a fait des dépenses frivoles pour des innovations à contre-sens de l'utilité, entre autres, en rapetissant les piscines, et en substituant, il y a deux ans, aux boîtes en bois des étuves supérieures qui conservent bien la chaleur, d'autres boîtes en ferblanc qui, ne la conservant pas, produisirent une interruption dans l'usage des étuves partielles, et durent être remplacées, durant la saison des eaux, par de nouvelles boîtes en bois, les anciennes ayant été détruites.

Il reste beaucoup à désirer dans les étuves de Plombières, parce qu'elles ne sont pas applicables à beaucoup d'affections locales chez les personnes faibles ou très impressionnables, faute d'appareils convenables. A Baden, il y a un cylindre creux pareil à un petit tonneau allongé, à peu près dans la forme d'une barrique de trois cents bouteilles de Bordeaux, lequel est percé, à différentes hauteurs, d'ouvertures que l'on bouche et que l'on ouvre à volonté, et par lesquelles les vapeurs chaudes peuvent être dirigées sur toutes les parties du corps, soit en introduisant dans l'intérieur du cylindre une main, un bras, un pied, une jambe, ou deux extrémités à la fois, en se plaçant sur un siége commode à hauteur convenable, pour éviter la fatigue d'une position incommode, qui forcerait d'abréger l'usage de l'étuve. Les ouvertures pratiquées dans ce cylindre à vapeurs chaudes varient en hauteur et en grandeur, les plus petites pouvant servir à porter les vapeurs sur une oreille appliquée contre le cylindre, dans les otalgies, les surdités et les névralgies rhumatiques, ainsi que sur toute autre partie du corps endolorée, refroidie, insensible, rigide, impotente, convulsée en torticolis, etc., par une application semblable de la partie affectée contre une ouverture de vapeurs. Il y a même, au pied de cet appareil à étuves, une cuve ou baignoire en bois, adaptée au cylindre, qui livre les vapeurs dans sa capacité où se trouve le malade commodément couché sur un petit matelas, avec la tête en dehors de la vapeur, que l'on empêche de s'échapper en lui fermant toutes les issues de la cuve. Ovide a dit avec beaucoup de sens : « Puisque les maux varient, varions les ressources de l'art, et à mille espèces de maux, opposons mille moyens de salut [1]. » Ovide n'avait pas deviné, ni les médecins qui ont vécu avant le dix-neuvième siècle, qu'il surgirait, du sein de la France, un génie transcendant qui simplifierait la médecine au point, qu'au lieu de mille moyens de guérison, il n'en faudrait plus qu'un, la diète, à laquelle,

[1] Nam, quoniam variant morbi, variabimus artes;
Mille mali species, mille salutis erunt.

dans les cas les plus graves, on pourrait en ajouter quatre autres, les sangsues, le lait, l'eau gommée et les cataplasmes, ou des bains de tripes, d'amidon, de gélatine, c'est-à-dire des bains pareils aux cataplasmes émolliens; moyens qui ont été employés pour Foy, C. Périer, etc., et sont toujours suffisans pour emporter le mal ou le malade, pourvu qu'ils ne soient pas contrariés par la polypharmacie ou la boisson des eaux minérales,, qui rentre dans la vieille routine, actuellement enfoncée, et qui n'a pu guérir tant de personnes que contre les règles de l'art. Nous avons changé tout cela.

Il y a au bain Royal, outre les étuves et des douches variées, quarante-quatre baignoires dans les cabinets, servies par deux robinets, l'un d'eau thermale, l'autre d'eau savonneuse, à part, dix-sept autres baignoires autour de la piscine. Les bains pourraient plus facilement se renouveler trois fois dans les baignoires, chaque matin, si l'inspecteur actuel, moins jaloux de son autorité et de ses fonctions pour des soins minutieux et inutiles, pour ne pas dire nuisibles au service, laissait aux garçons chargés de la préparation des bains, la faculté de disposer des baignoires dès qu'elles sont vacantes, sans son concours et sa permission, en n'intervenant qu'en cas de désordre ou de passe-droit, comme autrefois; car un chef est l'homme des généralités, et n'a point à s'occuper des détails les plus minutieux : *De minimis non curat prætor*.

On pourvoit aux besoins du bain Royal, non-seulement par la source de l'enfer qui fournit la vapeur aux étuves, et débouche dans le puisard à côté, mais aussi par la source du petit conduit, qui est située près du bain des dames, au haut de la rue Royale, et dont l'eau jaillit par un tuyau placé dans une coquille au milieu de la piscine commune; cette coquille reçoit en même temps, dans un second tuyau introduit dans le premier, de l'eau d'une source savonneuse, située sur la route de Luxeuil, laquelle a son réservoir dans le jardin contigu au bain. La source dite *d'Estournel*, trouvée dans l'encaissement d'un ancien bassin, entre le grand bain et le bain tempéré, d'une température de 40 degrés R., verse son eau derrière le paravent placé contre la porte de la rue. Il y a une autre source découverte à l'est du bassin, lors de sa construction, qui ne s'élève pas au-dessus de son niveau.

L'eau du grand bain va aussi se mêler en partie avec celle de la source de l'enfer, dans le puisard des pompes, qui portent l'eau thermale au grand réservoir du premier étage.

Voilà les principales sources d'eau minérale et thermale de Plombières, où l'on pourrait facilement en découvrir un plus grand nombre si le besoin l'exigeait, car il y en a qui coulent sous le pavé toujours chaud de plusieurs maisons, sous celui de plusieurs parties du pavé de la rue, qui ne gèlent jamais, et sur le bord du ruisseau dont le voisinage ne gèle pas non plus.

Outre ces sources thermales et minérales, il y en a une ferrugineuse, froide, au milieu de la grande promenade. On la connaît aussi sous le nom de source de *Bourdeille*, nom d'un évêque de Soissons qui en fit la découverte et la fit encaisser. On en boit à table pour tremper le vin; elle se boit aussi seule au bain et hors du bain, selon les indications curatives qui se présentent.

CHAPITRE VI.

Des causes de la chaleur des eaux.

Ce chapitre serait long si j'entreprenais d'énumérer et de rapporter toutes les hypothèses hasardées sur la cause de la chaleur des eaux thermales. Les uns l'ont attribuée à des feux souterrains ou volcaniques, dont rien n'annonce l'existence aux environs de Plombières, Bains, Luxeuil, Bourbonne, etc. Ces feux ou volcans, admis comme comme cause de la chaleur des eaux, ne feraient que déplacer la question sans la résoudre, puisqu'il resterait à expliquer leur propre cause, celle de l'incandescence des matières ou des laves qu'ils vomissent. Comment concilier la périodicité de leurs éruptions avec la persistance d'une égale chaleur dans les eaux? La perpétuité des mêmes effets ne concorde nullement avec une cause temporaire, variable, surtout quand les mêmes effets se manifestent en plusieurs points sans l'intervention de cette prétendue cause. Mais, disent les partisans de cette opinion, c'est qu'ils sont éteints, et rien ne prouve qu'ils n'aient pas existé. Eh bien, rien ne prouve non plus qu'ils aient existé, et leur extinction aurait immanquablement amené le refroidissement des eaux, qui, de froides, ne pourraient se reproduire toujours chaudes sans le concours de la cause de leur chaleur, l'effet ne pouvant renaître sans la cause : *Cessante causâ, cessat effectus.*

D'autres auteurs ont imaginé d'attribuer la chaleur des eaux à la profondeur de leurs réservoirs, opinion basée sur ce que la chaleur de la terre, selon eux, augmenterait d'un degré par centaine de pieds en profondeur (probablement en hiver, quand la superficie est refroidie), d'après des observations faites dans les mines et le forage des puits artésiens. Dans cette hypothèse, il ne faudrait pour plusieurs sources de plombières qu'une profondeur de 5,000 pieds, ce qui n'est rien, dit-on, comparativement au diamètre de la terre. Attendons, pour admettre cette hypothèse, qu'on ait foré un puits ou une mine, seulement de la moitié de cette profondeur, en vérifiant à chaque centaine de pas, été et hiver, par une échelle thermométrique, chaque degré de chaleur, comparativement à sa distance de la superficie du globe, et en y ajoutant de loin en loin des échantillons d'eau d'une température conforme à chaque degré de profondeur. Voilà une belle expérience à faire, mais les partisans de cette opinion n'auront garde de la tenter pour prouver la justesse de leur conjecture, et ils savent bien aussi que personne n'essaiera de creuser le *trou de Maupertuis* à travers le centre de la terre pour le plaisir de les contredire; les frais en seraient trop considérables, indépendamment des dangers de l'eau en vapeurs concentrées, dont la force expansive, qui produit probablement les tremblemens de terre et lance en courses rapides les vaisseaux et les wagons, ne manquerait pas de rejeter le téméraire perforateur avec quelques roches vers la superficie du globe, avant l'achèvement de son trou de curiosité physique.

Empédocle admettait une même cause pour

rendre raison de la chaleur des eaux et des éruptions volcaniques, les attribuant à un feu souterrain d'une activité constante, sans le concours de l'air ou des gaz oxigène et hydrogène, ni d'autres matières inflammables, dont la production devrait se renouveler dans la proportion de leur combustion pour ne pas s'épuiser. Ce système, ressuscité de nos jours sous le nom de système plutonien, a ses partisans comme d'autres aussi dénués de preuves et de vraisemblance. Paul Dubé, Louis Arnaud et d'autres, pour parer au renouvellement des matières inflammables, supposent au centre de la terre un feu sans flammes, sous forme de charbons ou de substances incandescentes sans se consumer. Jacques Callet, encore plus économe de combustible, a imaginé un second soleil caché au centre de la terre; ce qui me rappelle qu'un professeur de physique, demandant à un de ses élèves comment il se faisait que le soleil qui nous éclaire, se couchait à un point, et se trouvait au point opposé le lendemain, reçut pour réponse qu'il revenait pendant la nuit sur ses pas.

Soquet et Martinet ont imaginé que des torrens d'électricité inégalement distribués dans les entrailles de la terre, produisait la chaleur des eaux thermales. Thiriat pense avec M. de Mangin, que la cause de cette chaleur est dans le fluide galvono-électrique, dont ils font un principe minéralisateur et calorifiant, ce qui n'est qu'une autre expression de l'opinion de Soquet et de Martinet; car ils s'appuient sur les phénomènes électriques et galvaniques qui dépendent du même fluide diversement modifié. Mais quelle est la cause qui excite et concentre ce fluide en torrens tellement invariables, que la chaleur et la composition des eaux thermales se trouvent toujours les mêmes? Est-ce une pile à disques inaltérables, un frottement ou un autre excitateur d'une action toujours égale? Voilà ce qu'on nous laisse et laissera encore long-temps ignorer, quoique l'on soit parti de la prétendue analogie des effets produits dans nos cabinets de physique par ces moyens, sans s'inquiéter s'ils sont analogues à ceux de la nature. Comme les prétendus torrens électriques n'agissent qu'isolément sur quelques sources, sans atteindre les sources voisines, il faudrait aussi savoir quels sont les isolateurs et les conducteurs qui concentrent l'action de ces torrens sur un point et dans une contrée exclusivement aux autres; car il serait absurde d'isoler les effets sans isoler les causes, ou de déduire des effets partiels de causes générales. Il faut que l'électricité souterraine diffère beaucoup de l'électricité sublunaire, et fort heureusement, car autrement nous serions échaudés et nos récoltes seraient brûlées par l'eau des orages, qui tout au contraire, nous refroidit. Il y a plus, l'électricité des orages produit des explosions inégales, foudroyantes et terribles, qui n'ont pas lieu sous terre, et elle perd aussi les qualités de principe minéralisateur et calorifiant, car si l'eau des orages n'est pas chaude, elle n'est pas minéralisée non plus. Je doute que Francklin, dont le génie a su rattacher à l'électricité les phénomènes qui lui appartiennent réellement, ce qui a fait dire qu'il avait désarmé le ciel de ses foudres comme les tyrans de leur sceptre (*eripuit cœlo fulmen sceptrumque tyrannis*), eût laissé à d'autres la découverte des torrens minéralisateurs et calorifians de ce fluide dans les entrailles de la terre, s'ils avaient pu se concilier par quelques analogies avec les phénomènes de nos cabinets de physique et de l'atmosphère. Thiriat et M. de Mangin qui partage et appuie son opinion, n'avaient rien à perdre en ne s'associant pas à une opinion si peu en harmonie avec les connaissances acquises.

Mais on a remarqué, dit M. de Mangin (*l. c.*, p. 126), « que l'électricité de l'atmosphère a une influence physique très sensible sur quelques sources minérales ; certains bassins bouillonnent lorsque le tonnerre gronde, tandis qu'ils restent tranquilles sous un ciel ordinaire. M. Bertrand dit qu'au moment où de grands orages se préparent, l'eau du grand bain au Mont-d'Or devient plus chaude que de coutume et que le bain peut être supporté moins long-temps. Des expériences faites à ce sujet portent à croire que ce phénomène est dû au fluide électrique. »

Vous rangez toutes les sources thermales sous l'influence et la domination de l'électricité, et puis vous dites ensuite que *quelques sources* seulement éprouvent cette influence au moment des orages ! Soyez conséquens, et souvenez-vous qu'il n'est pas logique de conclure du particulier au général (*a particulari ad generale non valet conclusio*); qu'en médecine il serait surtout bien dangereux de conclure qu'un médicament qui guérit *quelques maladies* doit les guérir toutes, comme le font les adeptes d'un certain système. Le bouillonnement de quelques sources, que vous attribuez à l'électricité qu'on n'a pas encore admise au nombre des gaz qui, jusqu'ici sont regardés comme les seules causes dont le dégagement produise le bouillonnement, ne pourrait-il s'expliquer par la pesanteur et la chaleur de l'air atmosphérique, d'où résultent refoulement, expansion et dégagement de quelques gaz qui n'excitent le bouillonnement dans les expériences physiques, les cuves de vandanges et la marmite de nos cuisinières, qu'à l'aide d'une réaction provoquée par le refoulement ou un certain degré de chaleur excitée, non par l'électricité, mais par la décomposition, la fermentation ou un brasier ardent? Il y aurait grande économie de combustible s'il ne fallait plus qu'une machine électrique ou une pile galvanique entre les mains de nos cuisinières, pour produire la chaleur et le bouillonnement nécessaires aux préparations culinaires; et à Plombières, Bains, Luxeuil, Bourbonne, etc., il ne faudrait même d'autre appareil de cuisson et de chauffage, qu'un robinet adapté à un tuyau qui dirigerait dans chaque cuisine un filet des torrens électriques souterrains, comme on y dirige des filets d'eau souterraine pour la propreté et les autres besoins, ou comme on dirige des courans de gaz hydrogène, pour l'éclairage dans les théâtres, les magasins et les appartemens, à Paris et ailleurs. Pour mettre ma responsabilité à couvert, j'ai dit à dessein des filets d'électricité, ne voulant pas exposer à des explosions foudroyantes les marmites, les casseroles, les bouillottes, et la vie des cuisiniers et des cuisinières, au préjudice des déjeuners et des dîners, par des courans électriques trop forts, quand on sera parvenu de cette manière à une économie de bois et de charbon, qui vaudra celle de l'huile et des mèches par l'emploi du gaz, et nous épargnera en même temps l'incommodité de la fumée. Je réclamerai un brevet d'invention pour cette nouvelle économie, lorsque le principe minéralisateur et calorifiant de l'électricité sera mis hors de doute, ce qui ne peut tarder.

Le docteur Lemaire, qui a fréquenté les eaux de Plombières pendant plus de trente ans, et a publié, en 1758, sous le titre d'*Essai sur la manière de prendre les eaux de Plombières*, un petit volume in-16 de 115 pages, très substantiel en bons préceptes, dit avoir observé que la même source de cette localité est plus chaude, ou au moins paraît plus chaude à l'approche de la pluie qu'à l'approche du beau temps; différence que le docteur Martinet, dont l'ouvrage déjà cité mérite aussi une préférence, à tous égards, sur la plupart des autres, dit n'être pas appréciable au thermomètre. Cependant j'ai trouvé, après plusieurs semaines d'une extrême chaleur, à la source gauche du grand bain, une différence d'un degré en plus sur la température, que j'avais remarqué plusieurs fois avant et après des chaleurs moins longues, en me servant du même thermomètre. Ce qui semble ici contradictoire n'est probablement que l'effet de circonstances variables, car, après quelques jours d'une grande chaleur, je n'ai pas trouvé la même différence dans mes explorations; ce que l'on conçoit, en réfléchissant qu'à la suite d'une sécheresse prolongée, les sources d'eau froide qui coulent à côté des chaudes, se tarissant ou diminuant notablement d'abondance, ne peuvent plus influer autant sur la température des sources thermales de leur voisinage. Ne serait-ce pas à cette circonstance que l'on pourrait attribuer l'augmentation de chaleur observée par Lemaire, avant les pluies, à Plombières, et par M. Bertrand, au Mont-d'Or, lorsqu'il survient un orage, à part l'influence de la chaleur atmosphérique, quand elle peut se communiquer aux sources ou aux réservoirs d'eau thermale? Le baron de Mangin dit (l. c. p. 134 et suiv.) qu'ayant éprouvé diverses fois cette variété apparente de chaleur dans les eaux de Plombières, le thermomètre lui a démontré que l'impression qu'il éprouvait ne venait pas de la différence de la chaleur de l'eau, mais bien des variations de température de l'atmosphère. Je dois supposer et je dois admettre comme une vérité, mais sans preuve, que tous les explorateurs de la température de nos eaux plongent leur thermomètre à l'endroit le plus chaud des sources, et l'y retiennent assez long-temps pour une expérience bien faite, en prenant aussi en considération les circonstances de la localité où le soleil peut donner dans un moment et non dans un autre, etc., quoique tant de précautions soient rares et difficiles, surtout pour des personnes dominées par une idée préconçue. D'après cette supposition, je n'argumenterai pas sur ce qu'ils ont observé. Quant aux conséquences qu'ils en tirent, la critique en appartient à tout le monde, et elle est de droit. D'abord, je ne présume pas que la température atmosphérique ait une influence directe sur les sources thermales profondes, où l'air ne peut pénétrer, ce qui est le cas pour la plupart; mais elle en a sur le corps des baignans hors du bain, et beaucoup moins dans le bain et dans tout autre lieu fermé ou abrité, l'air y étant moins agité; ce qui me porte à dire que ce sont moins les variations de la température de l'atmosphère, que celles de la température du corps, qui fait trouver plus ou moins chaud un bain quelconque, comme on trouve une cave chaude en hiver, quand le corps est refroidi, et froide ou fraîche en été, quand le corps est échauffé, quoiqu'il soit bien prouvé qu'une cave est toujours moins chaude en hiver qu'en été. Je conclus de ce qui précède, que la prévention a enlevé beaucoup d'effets à leurs véritables causes, pour les attribuer à l'électricité.

Un grand nombre de naturalistes distingués attribuent la chaleur des eaux thermales, les uns à une décomposition de pyrites ou de sulfure métallique, combinaison du soufre avec un métal, laquelle est susceptible de combustion; les autres, à une combinaison d'un acide avec un alcali; d'autres, à une fermentation, se fondant sur ce que la chaux vive bouillonne et développe de la chaleur dans l'eau qui la détrempe, et qu'un mélange de limaille de fer avec du soufre s'échauffe jusqu'à s'enflammer. Ces trois variantes m'ont paru se rattacher à une même opinion, en ce sens que chacune est basée sur une décomposition souterraine, capable de produire de la chaleur, comme la décomposition fermentescible en produit aussi dans nos cuves de vendanges; mais la dernière, comme la plus large et la moins restreinte, me paraît le plus approcher de la vérité. Dans nos laboratoires de chimie et dans nos cabinets de physique, nous produisons fermentation et chaleur par la décomposition des substances minérales, salines ou métalliques, et en faisant passer les acides à de nouvelles combinaisons alcalines, calcaires ou métalliques. Des observations nombreuses nous ont appris que les décompositions et les nouvelles combinaisons se font aussi spontanément par la seule force des affinités électives, avec dégagement de calorique ou de chaleur. J'appelle affinités électives celles qui sont plus en rapport avec certains composans qu'avec d'autres. L'acide sulfurique, qui prédomine tous les autres, décompose avec un développement de chaleur extraordinaire les composés des autres acides, pour s'emparer de leur base, et il n'en faut pas davantage pour convertir l'eau froide en eau thermale, lorsque les décompositions et les nouvelles combinaisons s'opèrent dans leurs réservoirs, ou par le concours de leurs propriétés dissolvantes. Je n'ai pas oublié que, dans un cours de physique que je suivais à Strasbourg, en 1789, ayant, pour hâter le dégagement de gaz acide carbonique, remué, en appliquant le pouce sur le goulot, une cucurbite où l'on avait versé de l'acide sulfurique sur de la craie, j'eus toute la figure brûlée, avec danger de perdre la vue, par les éclaboussures du mélange qu'un dégagement de gaz, trop prompt et trop considérable, fit jaillir en brisant le vaisseau avec explosion. Telle est l'activité de cet acide, qui brûle les matières inflammables et jusqu'aux voitures sur lesquelles il se répand dans le transport, et décompose les substances incombustibles, en les convertissant en nouveaux produits, avec un grand développement de chaleur, qui se communique à l'eau et aux autres dissolvans qui lui livrent des matériaux pour de nouvelles compositions.

La combinaison des autres acides avec de nouvelles bases produit aussi un dégagement de calorique, même par voie sèche, et en voici entre autres un exemple encore peu connu qui me paraît assez curieux pour être cité. Un pharmacien de Strasbourg, M. Hugueny, dont les parens étaient établis à Sainte-Marie aux mines, dans les Vosges, rapporte que du cobalt arsenical, tiré des mines de cette dernière localité, soumis à huit heures du soir à la pulvérisation par la contusion dans un mortier de fer, fut mis immédiatement, sans être passé au tamis, dans un sac de papier et posé sur un couvercle en bois de sapin; que le lendemain à neuf heures du matin, à l'ouverture de l'enveloppe, il trouva, non sans surprise, la masse recouverte à sa surface d'une couche d'une légère épaisseur d'un sel d'un blanc mat qui, projeté sur des charbons incandescens, lui fit reconnaître l'acide arsénieux; la partie supérieure qui servait d'enveloppe et qui n'était point en contact avec la masse, était entièrement tapissée d'une assez grande quantité de petits cristaux réguliers, reconnus pour être de l'arsenic; cette partie du papier où se trouvaient les cristaux, avait pris une couleur jaunâtre et se brisait comme si elle eût été soumise à l'action du feu [1]. Voilà une nouvelle preuve que la matière n'est pas aussi inerte qu'on nous l'enseignait autrefois, d'après des croyances religieuses qui ont long-temps fourvoyé la marche des sciences physiques et physiologiques; en effet s'il n'y avait dans la nature un principe d'activité pour la recomposition des matières mises en dissolution par le contact d'agens variés, notre globe terrestre se consumerait en évaporations et en affaissemens dans le vide. Il ne faut que savoir interpréter les phénomènes qui nous assiégent et les observations auxquelles ils provoquent, pour comprendre que les décompositions et recompositions souterraines ne peuvent avoir lieu, sans le départ ou le dégagement du calorique inhérent aux composés, et que ce calorique devenu libre se communique aux dissolvans et aux corps environnans. C'est là, je crois, l'explication la plus vraisemblable et la plus plausible de la calorifi-

[1] Voy. *Nouvelles considérations sur les agens généraux*, moteurs de l'action universelle (électricité, magnétisme, calorique), admis comme élémens de la lumière, théorie nouvelle, par C. A. Hugueny. Strasbourg, 1831, p. 58 et suiv.

cation des eaux, et l'origine la plus incontestable de la chaleur ou du prétendu feu des entrailles de la terre, ainsi que de l'éruption des feux et des laves volcaniques, quand les décompositions s'opèrent sur des matières combustibles ou inflammables. L'on conçoit ainsi la localisation des eaux thermales dans les contrées où les acides rencontrent des matériaux pour de nouvelles affinités, tels que des substances calcaires, alcalines, sulfureuses, métalliques, alumineuses, etc., en assez grande quantité et en masses de matières dissolubles seulement en partie et assez compactes, pour ne se prêter que peu-à-peu et comme par usure à la décomposition des couches les plus superficielles en contact avec les eaux, par exemple, dans les roches primitives où le granit entre partiellement en combinaisons ternaires ou quaternaires avec des matières dissolubles. Comme l'évaporation des fluides gazeux et acidifiables ne peut s'opérer dans les entrailles de la terre, les recompositions parent à la déperdition des substances souterraines qui changent seulement de nature.

L'on sait qu'il y a dans l'est de la France des couches immenses de sel gemme, qu'il en existe des montagnes en Pologne et ailleurs, et que ce sel connu aussi sous le nom de muriate ou de chlorure de soude, et plus vulgairement sous ceux de sel commun ou de cuisine, se trouve en dissolution dans la mer et dans l'eau des puisards d'un grand nombre de salines, où il s'obtient par l'évaporation au moyen du feu dans de grandes chaudières à larges surfaces, ou par l'action de l'air et du soleil. Eh bien ! il ne faut pour opérer une production considérable de chaleur, que le contact du chlorure de soude, du carbonate de chaux, du soufre, du fer, etc., avec l'acide sulfurique qui peut se dégager spontanément d'un grand nombre de substances terrestres telles que l'alun, le plâtre, etc., qui se trouvent en roches et en couches immenses aussi bien que le muriate de soude dans beaucoup de contrées. Mais, dira-t-on peut-être, on ne trouve pas ces acides dans les eaux thermales. Si vous ne les y trouvez pas dans leur état libre, vous les y trouvez combinés en sulfates, muriates ou carbonates de soude et de chaux, en sulfure de soufre, en carbone ou carbonate de fer, etc. Or les eaux thermales étant la plupart alcalines, sulfureuses, martiales, séléniteuses ou alumineuses avec excès de ces substances qui s'y trouvent dans leur état libre ou sous forme de carbonates, cela en exclut nécessairement la présence des acides libres, puisqu'y étant en disproportion, ils y ont trouvé au-delà de ce qu'il fallait pour les saturer pleinement.

Sans pousser plus loin mes réflexions sur la cause la plus vraisemblable de la chaleur des eaux thermales, j'ajouterai encore quelques observations anciennement faites à Plombières, parce qu'elles me semblent venir à l'appui de mon opinion. En 1730, la construction de la route d'Épinal obligea, pour l'élargir, de couper le rocher jusqu'à une profondeur verticale de 15 et même de 18 pieds; ce qui rapprocha beaucoup du sol d'où sortent les eaux, depuis vis-à-vis le milieu du grand bain jusqu'à vis-à-vis le bain des Dames, où il y a le plus de sources chaudes. On trouva dans ces roches ce qu'on avait déjà observé ailleurs, en taillant dans le roc pour la construction des maisons voisines des sources savonneuses, on trouva, dis-je, des veines minérales qui s'annonçaient par des changemens d'aspect, de couleur et de consistance dans la composition de la roche, et, au milieu des veines, une espèce de vase ou de boue, composée de molécules pareilles à du savon blanc, de grumeaux de roche délayés, plus ou moins gros, avec une teinte rougeâtre, teinte particulièrement propre aux acides, et quelques points d'un brillant talqueux. On avait détaché de la lisière d'une de ces veines un morceau de rocher qui avait conservé assez de consistance pour venir d'une pièce. La surface dont il fut arraché parut d'abord sans humidité, mais, en moins d'une minute, on en vit suinter, de haut en bas, un liquide d'abord semblable à des têtes d'épingles, puis à des lentilles; d'où l'on conclut, d'après les idées du temps, qu'il y avait dans les roches une fermentation lente qui causait la chaleur des eaux, et d'où l'on peut conclure, avec plus de raison, qu'il s'y fait une décomposition lente qui doit être suivie d'une recomposition de nature différente, pour prévenir le vide et l'affaissement. La matière d'apparence savonneuse, tantôt blanche, tantôt noire comme du jay, et qu'on trouve dans les veines ou rigoles, aurait alors été prise pour du savon, dont elle avait la consistance et l'onctuosité, si, projetée sur du feu, elle n'avait pris flamme, ce que ne fait pas ce dernier. Malouin, médecin de la reine, de l'Académie des Sciences de Paris, la désigna comme un pétrole ou bitume plus ou moins pur, en rapportant plusieurs autres observations semblables dans l'analyse des eaux de Plombières, qu'il a donnée dans les *Mémoires de l'Académie*, en 1746, et dont je ne veux tirer d'autre conséquence, que celle d'une décomposition et d'une recomposition lentes, impossibles sans dégagement de chaleur.

CHAPITRE VII.

Des principes actifs des eaux de Plombières et des circonstances qui concourent à leur action.

Ce que je vais dire sur les eaux de Plombières peut s'appliquer aussi aux eaux de Bains et de Luxeuil, qui ne diffèrent guère de celles de Plombières, qu'en ce qu'elles sont moins chaudes, par cela même un peu moins minéralisées et moins actives que ces dernières ; d'où il faut conclure que celles-ci ont une action plus forte et plus prompte, qu'il est facile de modérer par le refroidissement ou des correctifs, pour la ramener au point le plus convenable à l'idiosyncrasie, à la susceptibilité, et aux indications curatives que présente chaque malade.

Les eaux de ces établissemens ne sont pas sulfureuses, comme l'ont cru long-temps plusieurs médecins, et comme le croient encore quelques-uns. Les eaux de Plombières sont peu minéralisées, et sous le rapport des quantités, c'est le sulfate de soude qui y prédomine, à la vérité de très peu de chose, sur le carbonate de soude (voy. p. 43 et 171); mais par rapport à l'action médicale, ce dernier, beaucoup plus actif que le premier, doit l'emporter, et il manifeste sa présence beaucoup plus éminemment que tous les autres principes de l'eau thermale, qui verdit les couleurs bleues, telles que le papier de tournesol, le sirop de violettes, etc. Je me bornerai ici à quelques considérations générales, en remarquant d'abord qu'il y a dans nos eaux trois principes différens d'action médicale, la chaleur, les sels ou les minéraux, et l'élément liquide, qui leur sert de véhicule. Le premier de ces principes, dont la propriété la plus marquée est de dilater et de raréfier les substances qu'il pénètre, ne peut convenir qu'aux maladies chroniques, et point aux maladies inflammatoires, qui empirent aussi par la qualité opposée ou le froid brusquement appliqué, mais ces deux termes n'expriment que des modification relatives de notre sensibilité; en sorte qu'une cave ou une glacière qui nous paraissent froides en été, lorsque nous y entrons en sueur, produisent un sentiment contraire en hiver, à un température pareille ou même plus abaissée, lorsque nous avons froid. La première indication à tirer de là, c'est que la température des eaux thermales, en bains et en boisson, doit être variée et modifiée selon les affections et la susceptibilité de ceux qui en font usage, et qu'en les administrant routinièrement de la même manière à tous les baigneurs, il en résulte que plusieurs s'en trouvent mal, ou ne s'en trouvent pas bien.

Le principe minéral ou salin dont la propriété la plus générale est la stimulation ou l'excitation des surfaces vivantes, avec lesquelles il se trouve en contact, convient encore dans les affections chroniques, les débilités de l'estomac, les langueurs, les embarras, les engorgemens atoniques, et, par une propriété dissolvante, moins générale et plus particulière aux sels alcalins qu'aux acides et aux sels neutres, il combat aussi avantageusement l'épaississement des humeurs blanches et visqueuses du corps animal, tel que celui de la lymphe, des glaires, des mucosités, du sang, etc.; ce qui est mis hors de doute par les expériences chimiques des laboratoires, aussi bien que par l'observation médicale sur l'économie animale.

Le véhicule aqueux des deux principes précédens a pour propriété principale de détendre et d'assouplir les parties rigides et desséchées, en les pénétrant plus ou moins, surtout à l'aide de la chaleur ou du principe raréfiant; et son action, modifiée par les deux autres principes, le rend très propre à combattre les maladies de la peau, les douleurs locales produites par les crispations nerveuses, les rhumatismes, de même que les flux blancs ou atoniques de l'utérus, de l'urètre, du canal intestinal, et même le catarrhe des bronches, pourvu que, dans ce dernier cas, la boisson ait à peine de la chaleur et soit coupée avec du lait, et que le bain, toujours très tempéré, ne monte pas jusqu'à la poitrine, parce que les bains entiers et les bains chauds sont contraires, lorsque cette cavité ou la tête sont le siége idiopathique de l'affection à guérir.

La connaissance de l'action médicale de ces trois principes ne suffit cependant pas sans l'observation, pour approprier l'usage des eaux thermales minérales au besoin de chaque malade, parce qu'il résulte de leur réunion une action mixte et complexe qui peut laisser trop d'empire à celui qui est secondé dans sa tendance par l'idiosyncrasie individuelle, par exemple, à la chaleur, dans les maladies inflammatoires et nerveuses; aux sels, quand les tissus et les couloirs où ils sont appliqués se trouvent dénudés d'épiderme, de mucus, ou sont déjà surexcités; à l'humide, quand les tissus sont déjà abreuvés et relâchés par des amas d'eau, de glaires, de lymphes en stagnation, comme cela arrive dans les hydropisies, les engorgemens chroniques, les plénitudes saburrales des premières voies qui empêchent l'absorption du chyme, etc. Concluons de ces considérations générales qu'il faut connaître les besoins physiologiques de l'économie animale, et avoir observé, sans prévention ni système préconçu, l'effet des eaux sur divers sujets, et dans diverses circonstances variées, pour en bien diriger l'emploi.

On modère l'action du premier principe par la saignée, le régime végétal, la diète lactée et humectante. On modifie l'action du second par l'addition, dans l'eau que l'on boit, du lait, du petit-lait, des sirops adoucissans, d'une décoction ou infusion de plantes mucilagineuses, aromatiques ou amères. Enfin on neutralise l'effet relâchant du principe humide par des purgatifs, des diurétiques, ou des additions de terre foliée de tartre, ou d'une petite dose de sel neutre. Mais il ne faut pas employer ces correctifs de la boisson sans une nécessité bien manifeste : on n'en doit user qu'avec la plus grande réserve, et rarement de prime abord ; car autrement, au lieu de favoriser, on pourrait contrarier l'action des eaux minérales, dont l'usage est le motif et le but du déplacement des baigneurs. L'essentiel est de bien saisir les indications qui se présentent, et, faute de savoir le faire, il arrive que nos jeunes médecins interdisent mal à propos la boisson des eaux à leurs malades, et même qu'ils substituent aux bains thermaux ceux d'eau ordinaire chauffée à la cheminée des particuliers, tandis qu'il suffirait, pour approprier les thermaux aux besoins des malades, d'une addition de son enfermé dans un linge, d'une petite quantité d'amidon, d'un peu d'acide sulfurique ou autre, qui, en neutralisant le principe alcalin, rendrait à peu près à l'eau thermale la propriété de l'eau commune : on pourrait même ajouter au bain un gros, plus ou moins, d'acétate de plomb, pour le rendre sédatif, comme le fait avantageusement le docteur Nauche pour les bains ordinaires à Paris. Quant à la température, on en règle le degré à volonté par le refroidissement spontané ou par l'addition de l'eau dite savonneuse, à cause de son onctuosité. Mais il faut moins d'études, et il est plus commode d'interdire ou de supprimer l'usage d'une chose, que de trouver le moyen de l'utiliser, quoiqu'il ne soit guère satisfaisant pour les malades et les médecins, qui les envoient chercher leur guérison aux bains thermaux, de n'y avoir pris que ceux qu'ils pouvaient avoir chez eux sans déplacement, à moins que leur voyage n'ait pour motif que la distraction des affaires.

Il est donc bien important qu'un médecin soit instruit, et ne soit imbu d'aucun système exclusif pour l'administration des eaux thermales, qui guérissent, non par elles-mêmes, mais par l'action médicale qu'on sait leur faire produire. Une erreur assez commune parmi les médecins, c'est de croire qu'ils peuvent tracer d'avance aux malades qu'ils envoient aux eaux la manière dont ils devront en user, sans le secours d'un médecin qui puisse en observer les effets sur les lieux, parce qu'il survient des épiphénomènes qui forcent d'en cesser l'usage, où le rendent inutile et parfois nuisible, comme j'en ai été plusieurs fois témoin. C'est l'histoire d'un maître qui avait donné par écrit à son domestique la liste de tous ses devoirs, avec défense de rien faire de plus sous peine d'être renvoyé, et qui, s'étant ensuite laissé tomber dans un fossé à la promenade, faillit y perir, parce que son valet, ne trouvant rien sur sa liste pour cet accident, n'osait l'en retirer. Ainsi il arrive souvent qu'après avoir pris des bains trop chauds, ou après des écarts de régime, des suppressions brusques de la transpiration, un malade aura besoin d'une saignée qu'il néglige; et de là le danger d'un coup de sang, l'impossibilité de continuer l'usage des eaux, le danger d'une suffocation s'il prend l'étuve, des douches trop fortes, trop près de la poitrine ou de la tête, etc. Un autre prend, jusqu'au cou, des bains qui augmentent ses pesanteurs et ses maux de tête, la difficulté de respirer, etc.; puis il quitte les eaux qu'il croit malfaisantes, en pestant contre elles et contre tous les médecins; ce qui ne serait pas arrivé s'il n'avait pris que des demi-bains, s'il avait remédié à la constipation par la douche ascendante, ou s'il n'avait pris la descendante que sur les extrémités inférieures, etc.; mais tout cela n'était pas sur la liste ou la direction qui lui avait été donnée au départ, ou dans le catechisme médical du doucereux et maniéré Esculape auquel il s'est adressé en arrivant. Un autre encore perd l'appétit, la boisson le rebute, il s'affaiblit, a la bouche amère avec goût fade, épigastralgie, mauvais sommeil, et il ne digère plus; ce à quoi une purgattion aurait remédié en assurant sa guérison; mais son médecin lui a bien défendu de se purger, parce que cela ramènerait une gastrite qu'il n'a pas eue, ou parce que cela est contraire à la bonne médecine moderne, et le voilà qui s'en retourne aussi tout contrit d'un voyage et d'une dépense qui n'ont abouti qu'à le rendte plus malade. Il se peut encore que quelques-uns arrivent aux eaux avec des préventions contre la boisson des eaux thermales, des eaux gazeuzes, telles que celles de Bussang et autres, dont l'usage peut être utilement associé à celui des eaux de Plombières, et de là résultent des entraves à leur guérison, etc.

Nous venons de voir que les eaux de Plombières agissent autrement que l'eau ordinaire, à cause de leurs principes minéralisateurs et de leur chaleur naturelle, qui facilite la dissolution, l'absorption et la combinaison intime de ces principes. C'est donc par rapport à ces deux principes accessoires de nos eaux qu'il faut les étudier et en apprécier le mode d'action sur l'économie vivante, en s'aidant de l'expérience et de l'observation, qui sont les deux flambeaux de l'art de guérir. On déprécie ou l'on exalte les moyens de guérison offerts par la nature, d'après un examen superficiel des principes actifs qu'on croit y reconnaître, en les considérant chacun isolément et indépendamment de leur mode d'action et de l'énergie que l'un emprunte de l'autre. Voilà pourquoi l'on s'étonne des effets remarquables qui résultent de l'action combinée de plusieurs agens qui se prêtent un secours mutuel, et ceux qui n'en ont pas été témoins vont même jusqu'à les révoquer en doute, tant ils sont surprenans. On sait que rien n'est plus pénétrant que le calorique, qui a la propriété de dilater les solides et de raréfier les liquides jusqu'à les volatiliser, lorsqu'il est porté à l'extrême. L'action de ce puissant agent, qui vivifie toute la nature au retour du soleil qui l'excite sur notre horizon, doit donc faciliter à un haut degré l'absorption des sels minéralisateurs des eaux thermales, telles que celles de Plombières, et concourir efficacement à les mettre en contact avec tous les tissus et les liquides du corps de ceux qui en usent en bains, en boisson, en étuves et en douches, avec un succès plus sûr et plus marqué que ne le feraient des doses plus fortes de principes minéraux sans le concours de la chaleur. Ces quatre modes d'administration concourent eux-mêmes à en modérer ou à en exalter l'action ; de même que le degré de température, en produisant des oscillations différentes et en réveillant d'une manière plus ou moins directe l'énergie vitale où elle languit, c'est-à-dire en substituant une stimulation salutaire à l'atonie et à l'inertie des parties souffrantes.

Le changement d'air, de régime, de situation morale, le voyage, la distraction, l'exercice corporel, les récréations, le repos de l'esprit succédant aux idées sérieuses d'une occupation habituelle, l'abandon substitué à l'étiquette, à la tourmente et à la contrainte d'une vie monotone et toujours accablée sous le poids des affaires, l'absence des contrariétés amenées par des incidens et des circonstances imprévues, sont des auxiliaires puissans qui secondent la vertu des eaux minérales, sans les rendre superflues ou inutiles, quoi qu'en disent ceux qui ne les ont pas observées, puisque, sans elles, l'on n'obtient qu'un adoucissement de vacances, sans la guérison des affections morbifiques quand il en existe, si même elles ne s'aggravent pas.

Tels sont les élemens variés qui font de la plupart des eaux médicinales autant de fontaines de Jouvence. On y fait l'ablution de ses infirmités, au milieu des ris et des jeux, parce que la Naïade qui préside à chaque source, fait ressortir du contraste des caractères des explosions d'hilarité qui dérident les fronts les plus soucieux, désopilent la rate par des secousses salutaires et font oublier un instant les chagrins et suspendent les douleurs. Dans l'intervalle des exercices thermaux, l'aspect d'une nature tantôt riante, souvent sauvage, mais toujours agreste et surprenante par la variété des sites les plus pittoresques et parfois sympathiques avec la mélancolie, par l'obscurité silencieuse des hautes et épaisses forêts de sapins, viennent arracher l'esprit à ses tristes préoccupations pour le reposer agréablement près d'une chaumière perdue à l'ombre des touffes de bois, loin des soucis, ou plonge l'ame dans des rêvasseries et des illusions qui semblent l'avoir détachée du corps et de ses souffrances. C'est sous l'empire et avec le concours de tous ces moyens, dont l'action successive produit des effets salutaires qui paraissent simultanés, tant leur harmonie est admirable, que la nature répare ses pertes presque à l'insu des malades et en leur dérobant le sentiment de ses efforts.

Ce serait donc une grande erreur de ne déduire la vertu des eaux médicinales que des sels qu'elles contiennent, en comparant leur mode d'action à celui des composés analogues, administrés sans le puissant secours d'un calorique naturel, et hors du concours des circonstances variées qui en favorisent l'action salutaire. Aussi, ceux qui n'ont pas fréquenté les eaux minérales et thermales assez long-temps, ne peuvent que difficilement les apprécier sous leurs divers rapports d'utilité. Voilà sans doute pourquoi le docteur Alibert, dans son *Précis historique sur les Eaux les plus usitées en médecine*, publié en 1826, a mêlé, à d'excellentes choses qu'il doit à son propre savoir, quelques faux aperçus qui lui ont été fournis sur Plombières, à ce qu'il paraît, par le docteur G., qui s'est trop pressé de juger après quelques semaines de séjour près de nos eaux, avec son épouse. Il indique mal ou n'indique pas la température des diverses sources de Plombières. Il porte la chaleur de celle du bain des Dames à 42 degrés, et celle de la source du grand bain à 49 de Réaumur; tandis que Martinet, dans son *Traité des maladies chroniques*, où se trouve ce que l'on a publié de plus exact et de plus complet sur ce sujet, indique la chaleur de la première de ces sources à 41 degrés, et celle de la seconde à 50 du thermomètre à mercure de Réaumur, température qu'il a bien observée comme inspecteur des eaux, et qu'il a toujours trouvée la même pendant onze ans. Le célèbre de Saussure, de Genève, la trouva aussi telle, en 1797. Quoique j'aie trouvé à ces deux sources la même température que ces deux derniers savans, je ne ferais pas remarquer une différence qui pourrait s'expliquer par celle des thermomètres, s'il n'y avait une inconséquence qui ne prouve pas en faveur de celui qui a donné ces renseignemens à M. Alibert;

car il est impossible que le thermomètre qui a marqué un degré de chaleur de plus dans une source, en ait marqué un de moins que la réalité dans l'autre. D'après cela, il ne faut pas s'étonner de plusieurs autres erreurs ou inexactitudes dont je vais parler.

Le même auteur continue ainsi, p. 59 : « La saveur des eaux de Plombières est à peu près nulle; elles conservent toujours la même odeur; on leur trouve le poids de l'eau ordinaire, ce qui n'est pas étonnant, puisque, d'après les remarques réitérées de Martinet, elles ne contien- pas quatre grains de sel par pinte. »

La saveur des eaux de Plombières est très affaiblie par la chaleur, parce que de deux sensations, la plus forte neutralise la plus faible, comme l'a remarqué Hippocrate pour les douleurs : *Ex duobus doloribus simul obertis, vehementior obscurat alterum.* Quant à l'odeur, au lieu d'être toujours la même, elle est nulle au sortir de la source, et se manifeste seulement après le refroidissement qui la rend fétide et comme sulfureuse. Quant au poids, on ne peut et on ne doit l'apprécier que comparativement à celui de l'eau distillée, parce que l'eau ordinaire varie trop pour mener à aucune précision. Martinet dit (l. c., p. 68) avec Vauquelin que l'eau thermale de Plombières contient par pinte 2 grains $\frac{1}{6}$ de carbonate de soude, 2 grains $\frac{1}{3}$ de sulfate de soude, 1 grain $\frac{1}{4}$ de muriate de soude, 1 grain $\frac{1}{3}$ de silice, $\frac{1}{2}$ grain de carbonate de chaux, 1 grain $\frac{1}{12}$ de matière animale, ce qui fait plus du double de l'estimation de M. Alibert. Quant aux propriétés physiques de ces eaux, Martinet s'exprime ainsi, p. 61 : « L'eau de Plombières n'a point de couleur ; sa saveur est extrêmement faible ; cependant, à la longue, elle produit une sensation salée et lexivielle, son odeur est un peu fétide et comme sulfureuse, quoique, par aucun moyen, on n'y puisse découvrir la présence du soufre. Son poids spécifique ne diffère pas sensiblement de celui de l'eau commune. »

Martinet ayant suffisamment répondu à ce qu'on lui prête et à ce qu'on prête aux eaux de Plombières, je me hâte de citer encore le passage suivant du livre de M. Alibert, pour faire apprécier les renseignemens qu'il a reçus et qu'il a publiés sur nos eaux : « Les bains de Plombières sont dans un véritable état de barbarie, tant ils sont mal organisés. Les malades y sont continuellement plongés dans un air humide et chaud qui détermine quelquefois, chez la plupart d'entre eux, un gonflement des gencives ou une phlegmasie habituelle des conjonctives. Les douches administrées sans soin et sans précaution tombent dans des cabinets obscurs par des trous pratiqués au plafond. Les malades se placent dessous; mais pour qu'elles frappent d'une manière convenable sur les parties affectées, il serait important de les diriger avec un piston. Les bains de vapeurs sont construits sur un plan si défectueux, qu'il est presque impossible d'en faire usage sans danger, et qu'on n'en retire jamais le moindre avantage, etc. »

Il y a, dans ce passage du docteur Alibert, plusieurs erreurs. D'abord, quoiqu'il y ait encore plusieurs améliorations désirables dans nos eaux, on ne peut dire qu'elles soient dans un état de barbarie, autrement elles ne continueraient pas à être fréquentées par les personnes les plus riches et les plus distinguées, qui s'y réunissent ordinairement au nombre de huit à neuf cents par année, et qui, je crois, s'y réuniraient en plus grand nombre, si les dépenses qu'on y a faites depuis dix ou douze ans avaient été employées avec plus de discernement et dans un but d'utilité plus conforme aux besoins et au goût des étrangers, dont les réclamations tombent à plat devant la prévention et la suffisance d'un inspecteur qui a su obtenir sa place avant qu'elle ne fût vacante, plus pressé d'y arriver que de se mettre en état d'y suffire.

Il est vrai qu'il y a des cabinets de douches obscurs où les malades se trouvent dans une position très incommode, étant couchés par terre, sur leur chemise, ou une paillasse de fort mauvaise odeur, pour peu que l'usage en soit réitéré. Les malades sont souvent obligés de faire des mouvemens fatigans de tout le corps pour se mettre sous la colonne d'eau qui tombe du plafond, et, dans leur position et leurs mouvemens, le corps porte souvent à faux, tandis que, pour rendre la douche utile, il faudrait que la partie qui la reçoit fût appuyée et fixe. Les premières fois que l'on administre la douche, il est rare qu'on puisse la supporter de toute sa hauteur avec le gros et même le moyen tuyau. Alors on diminue sa force en adaptant le petit tuyau près du plafond, ou l'on diminue la hauteur de la chute par un tuyau de cuir plus ou moins allongé, muni d'une ficelle à son extrémité inférieure, avec laquelle le malade tâche de faire porter la percussion de l'eau sur plus d'un point de son corps. Mais cette méthode ne permettant pas de repousser le tuyau de conduite, il faudrait, si l'on veut la conserver malgré son imperfection, il faudrait qu'il y eût, à l'opposite de la traction, une autre ficelle engagée dans une poulie pour établir l'antagonisme. Il serait aussi à désirer, tant que l'on conservera cette manière d'administrer les douches, que les malades pussent s'y mettre sur des lits de sangle, comme à Bourbonne, et qu'au lieu de les coiffer de masques de ferblanc, qui sont très lourds et incommodes, on leur en procurât de cuir bouilli et vernissés, qui seraient beaucoup plus légers. Cependant, il faut convenir que l'administration ne s'est pas trouvée en défaut sous tous les rapports, car depuis une douzaine d'années, les douches à piston se sont multipliées non-seulement dans les cabinets à douches, mais aussi dans les cabinets à bains, où l'on peut être douché dans les baignoires après le bain, dans le même cabinet. Mais heureux sont ceux qui peuvent obtenir de ces cabinets encore trop rares. Un autre perfectionnement, c'est que l'on a presque partout remplacé les baignoires de bois par des baignoires en zinc ou en ferblanc, et que l'on a construit, surtout sur la cour du bain Royal, de beaux cabinets de bains, très lumineux, et dont on peut ouvrir les croisées pour renouveler l'air si l'on veut; ce qui cependant ne doit pas être conseillé sans nécessité par le médecin, à cause du danger des fluxions par les courans d'air qui s'établissent, ou seulement par le contraste de la température du dehors avec celle de l'intérieur. Il est possible que ce soit à la critique du docteur Alibert, fondée sous plusieurs rapports, que l'on doive les améliorations qui se sont déjà opérées dans les bains particuliers et dans les douches. C'est parce qu'elle provoque à des améliorations et à des perfectionnemens, qu'une critique raisonnée est plus honorable qu'une approbation aveugle, et que, quand même elle ne serait pas fondée en tout point, l'intention et la bonne foi doivent lui servir de passeport ou de sauf-conduit. Quant à la critique des étuves de Plombières, par le même auteur, elle n'est que trop fondée; et comme elle n'a pas encore porté de fruit depuis si long-temps, j'ai cru devoir m'y associer, avec l'espérance qu'il nous arrivera aussi quelques perfectionnemens pour cette partie, qui n'est point une ressource à négliger dans l'usage de nos eaux, surtout pour les fluxions, les douleurs locales, les rhumatismes invétérés, les paralysies avec refroidissement et atrophie des parties affectées, etc. Il n'est pas exact toutefois de dire que, dans l'état actuel des bains de vapeurs, on n'en retire jamais le moindre avantage; pour être vrai, il faut dire que mieux organisés, ils seraient plus utiles.

Après avoir rendu justice aux utiles réflexions du docteur Alibert, il me permettra de remarquer, en faveur de ceux qui fréquentent nos eaux, qu'il est tout naturel que des eaux chaudes donnent des vapeurs chaudes et humides, et qu'il serait bien plus étonnant qu'elles n'en donnassent point ou n'en donnassent que de froides. Mais ceci est dans l'ordre des choses naturelles et même utiles aux baignans, qui, sans le concours d'une atmosphère réchauffée par les vapeurs du bain, éprouveraient un refroidissement pernicieux des parties du corps qui ne plongent pas dans l'eau. Un accroissement de la transpiration et même la sueur, sont des moyens tres fréquens de guérison attachés à nos eaux pour les affections produites par des causes contraires, quoique cela jure un peu avec les principes de l'homœopathie. S'il ne s'agissait que de tempérer un air chaud et humide dans les affections cérébrales, nous conseillerions des lotions du visage, réitérées avec une serviette mouillée d'eau fraîche, ou un grand cabinet de bain particulier où l'on aurait pratiqué au besoin un *wasistas*. Si nous avons au bain tempéré quatre espèces de bassins homœopatiques, dont la petitesse fait que l'on y étouffe parfois par l'encombrement, le remède se trouve à côté du mal, car il y a, au centre de la voûte, une ouverture d'évaporation par laquelle les vapeurs se portent en grande partie au dehors.

Quant au gonflement des gencives et à la phlegmasie habituelle des conjonctives, que déterminerait quelquefois l'air humide et chaud de nos bains chez la plupart des malades, j'en ai vu si peu d'exemples, que je serais tenté d'en considérer la remarque comme un rêve, *veluti ægri somnia*. En effet, le gonflement des gencives est-il donc plus à craindre par la boisson des eaux chaudes de Plombières, que par l'usage d'un potage, d'une tasse de lait chaud, d'un bouillon, d'une tasse de chocolat, de thé, de café, etc., que l'on prend sûrement quelquefois à Paris et aux bains de Tivoli et de la rue Chantereine, sans que M. Alibert, qui en est médecin, y mette obstacle à cause du même danger? Pour la phlegmasie habituelle des conjonctives, si elle n'avait pour cause que les vapeurs humides et chaudes, il suffirait, pour la faire disparaître, de s'essuyer les yeux avec un linge trempé d'eau fraîche; et je n'en ai rencontré d'habituelles que chez les personnes qui ont la coutume, malgré les avertissemens du médecin, d'ouvrir les croisées de leur cabinet de bains ou de leur chambre, en restant, lorsqu'ils ont chaud, à un courant d'air entre leurs croisées et une cheminée ou une porte ouverte; car il y a des malades tellement homœopathes, qu'ils aimeraient mieux ne pas guérir que de se soustraire aux influences propres à causer le mal qu'ils éprouvent. Il est à regretter que le docteur Alibert ait donné place dans son traité à des observations aussi peu fondées et aussi mal digérées, et j'ai de la peine à croire qu'elles viennent de M. Gendrin, qu'il a cité dans son article sur Plombières.

CHAPITRE VIII.

De l'usage des eaux de Plombières.

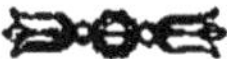

Si l'on en croyait ce que rapporte Berthemin, seigneur de Pont et médecin du duc Henry, dans son *Discours sur les eaux chaudes et bains de Plombières*, imprimé en 1615, on n'aurait commencé que dans les premières années du dix-septième siècle à boire de ces eaux, car il raconte que *le duc de Lorraine ayant fait assembler ses médecins au sujet d'une douleur d'estomach, ils lui conseillèrent de boire les eaux chaudes de Plombières, que personne ne buvoit avant lui, et que son exemple avoit déterminé nombre de malades à les boire.* Nos jeunes médecins peuvent bien dire avec le

Médecin malgré lui, de Molière : *Nous avons changé tout cela*. Si alors il y avait eu des *gastroiatres*, c'est-à-dire des médecins de gastrites; car, en grec, *gaster* signifie estomac, et *iatros*, médecin ; ou des *entéroiatres*, qui sont les mêmes hommes coiffés d'*entérites*, mot dérivé d'*enteros* intestin, et, si l'on veut, aussi d'*enterrer*, vu les résultats fréquens du traitement ; le malheureux duc ne se serait pas tiré d'affaire à si bon marché, car il eût été dûment atteint et convaincu d'avoir une gastrite, et consécutivement condamné pour plusieurs années, si l'étoffe y avait suffi, au supplice de Tantale, ou au régime homœopathique, dont Hahnemann s'est laissé escamoter la découverte par Broussais, avec défense de boire des eaux de Plombières, ou sinon de s'attendre à tous les maux du pronostic le plus fâcheux. Si ces eaux guérissaient alors en quelques semaines les maux d'estomac devenus gastrites depuis, ce n'était que par une infraction aux règles de l'art, que les progrès de la médecine ont porté, de nos jours, au dernier degré de perfection, en dispensant de l'étude qui ne servirait à rien, parce que les anciens médecins n'étaient que des radoteurs, de même que les anciens prêtres, aux yeux des jeunes, et ne savaient rien auprès des modernes.

Mais, dira-t-on, les médecins du duc Henry étaient bien osés et bien téméraires de faire un pareil essai sur la première tête du pays. Oui, s'il n'y en avait pas eu dans le conseil qui en savaient probablement un peu plus long que Berthemin; car Toignard, déjà cité, dans son *Entier discours*, etc., imprimé en 1581, par conséquent avant le dix-septième siècle, s'exprime de la manière suivante : « En cette eauë (de Plombières) ie trouue remede contre les maladies de teste, contre les affections du poulmon, de l'estomach, du foye, ratelle, reins, vessie, matrice, etc. (f. II.) Que si quelques-uns, entre autres, sont frustrez des effetz esperez des dittes eauës, ie prie tout lecteur bien avisé de remettre plustost la faute sur le mesus des bains, de quelque part qu'il prouuienne, que sur les bains mesmes. Ie dis que les eauës de Plombières ont cela de singulier par dessus tous autres remedes, quelz qu'ilz soyent internes ou externes, que tant s'en faut que par quelque remarquable odeur, couleur, saueur ou autre qualité ilz soyent reprochables, qu'au contraire, par leur naïfue beauté et potable douceur il convient un chacun d'en vser et reconnoistre en un mesme cors et suiet d'eauë deux vertus, l'une alimenteuse par la familiarité qu'elle ha avec nostre nature pour estre évidemment douce, plaisante et gratieuse au goust : l'autre médicamenteuse par secrette vertu qu'elle ha de promouoir ores les sueurs, ores les urines, ores les purgations lunaires, ores autre euacuation suiuant la diversité des suietz, maladies, obietz qu'elle rencontre, suiuant aussi la diversité des parties esquelles elle agit et exerce ses forces. Outre ce que dessus faict beaucoup a la preuue de la précellente éminences de noz eauës plomberianes qu'en touz aages et sexes l'hom peut seurement s'accomoder (mais avec méthode et discretion) des dittes eauës. Bien dauantage que les femmes grosses voire de 6, 7 et 8 mois ou plus, en peuuent vser tant en buuant qu'en baignant avec heureux succès y tousiours suiuant l'aduis d'un médecin digne de son nom (*ibid. feuillet* 8 *et suiv.*)

» Ie ne lairray en arrière l'exemple remarquable en la personne de la femme autant honneste que belle d'Antonius Leoncellus, médecin de Basle, docte et modeste, lequel par l'aduis des seigneurs médecins du dict Basle, fit baguer long temps sa dicte femme dans l'eauë de Plombières, afin de porter l'enfant dont elle étoit grosse d'enuiron six mois a temps, comme elle feit en vertu du dict bain, n'ayant les années precedentes sceu trouver remede suffisant a cet effect, chose que malaisément ie croirois, si ie ne l'auois veu, entendu et curieusement remarqué. Ie penserois aussi auoir mespris contre la bonté de Dieu tout puissant, si ie taisois ce qui aduint en la personne d'un quidam qui auoit consommé quasi tout son bien en l'usage des remedes pour guarir la paralysie dont il fut affligé environ par l'espace de trente ans; enfin par l'usage des bains auec peu de fraiz par l'espace de six semaines est retourné guery (*ibid. feuillet* 45.) »

On a vu, p. 37 de cet ouvrage, que Pierre Gontier de Roanne dit aussi, dans son ouvrage publié à Lyon en 1668, après celui de Berthemin, que les eaux de Plombières se buvaient de son temps comme les autres, ce qui n'avait pas eu lieu de tout temps; mais il ne remarque pas, comme Berthemin, que leur usage interne n'ait commencé que dans le dix-septième siècle, d'après l'exemple du duc Henry, probablement parce qu'il savait qu'on en avait bu long-temps avant ce prince, sur lequel on n'en aurait pas fait l'essai. Cela est prouvé d'ailleurs par le texte de Toignard, en plusieurs endroits, puisque après avoir parlé de la *saveur* de ces eaux en disant qu'elles ne sont pas *reprochables*, ce dont on ne peut juger qu'en les buvant; il ajoute que *les femmes grosses peuvent en user tant en buvant qu'en baignant, avec heureux succès*, etc. L'usage des eaux de Plombières en boisson est donc très ancien, et, comme tous les médecins qui en ont observé les effets depuis un temps immémorial en ont confirmé l'utilité à l'intérieur par leur témoignage, il faut un grand fond de légèreté ou d'ignorance pour en empêcher le même usage aujourd'hui, en prétextant des effets contraires à l'expérience concordante de plusieurs siècles. C'est une mauvaise méthode en médecine de jurer toujours sur les paroles du maître, en fermant les yeux sur les observations qui leur sont contraires, et en faisant abnégation du discernement pour les interpréter, dans leur véritable sens, au profit des indications variées qui se présentent dans la pratique. En agir ainsi, c'est en quelque sorte se rabaisser au rôle d'automate, dans l'exercice d'un art qui demande plus que tout autre un bon jugement, et dont la simple routine fait la honte.

Cependant, je ne prétends pas que la boisson des eaux de Plombières ne soit jamais nuisible; c'est, au contraire, parce que je pense qu'elle peut le devenir, que je réclame du discernement dans la manière de les administrer, et dans l'interprétation des phénomènes qui résultent de leur administration. Par exemple : un malade boit, se baigne, et prend les douches ou l'étuve en même temps, et bientôt il se trouve incommodé. Dira-t-on que c'est la boisson de l'eau? Oui, si l'on a de la prévention contre cet usage que l'on fera cesser. Mais le malade ne se trouve pas mieux après cela. Le médecin prévenu, dira que l'incommodité est toujours la suite de la boisson, mettra le malade à un régime plus sévère, et ne changera rien aux autres exercices. Qu'en résultera-t-il? sinon que le malade s'en retournera dans le même état, ou dans un état pire que celui où il était en arrivant; ce qui n'empêchera pas que plus tard sa santé ne s'améliore, quand il ne sera plus sous l'influence d'un bain trop chaud ou trop long, d'une douche trop forte et mal administrée, d'une étuve prise mal à propos, ou même de la boisson de l'eau thermale qu'il aurait fallu prendre en moins grande quantité ou avec quelque correctif dans le principe, à part les écarts de régime, les promenades faites à la fraîcheur du serein ou à la chaleur du jour, qui a pu provoquer des sueurs ensuite répercutées, etc. Eh bien, au milieu de ce concours de causes variées, le médecin routinier n'a vu que celle qui fait l'objet de sa prévention, et n'a nullement songé à faire et à discerner la part possible des autres causes, subjugué qu'il est par un système exclusif, dont il fait une application aveugle et invariable, en dépit des observations et de l'expérience qui en prouvent le vide ou l'insuffisance : quel que soit un système, il est difficile d'en quitter les ornières quand on y est engagé, parce qu'il séduit par les guérisons que les adeptes volent à la nature, qui souvent triomphe du mal et du remède. C'est l'extension démesurée et l'application indiscrète et trop exclusive que j'ai vu faire à Plombières du système des gastrites ou des phlegmasies chroniques du docteur Broussais, qui a principalement motivé la critique que j'en ai faite dans l'occasion. Mais je ne prétends pas que toutes les fautes et les méprises commises dans l'administration de nos eaux, tiennent au fond de ce système, car elles étaient évitables en grande partie avec une interprétation plus judicieuse et plus savante de ses principes, interprétation qui ne sera jamais possible que par l'éclectisme, qui fait puiser à toutes les sources de bonnes observations.

Voici quelques faits de pratique qui viennent à l'appui de ce que j'écris.

Le 26 juillet 1826, je suis appelé en consultation avec M. G..., pour M. de V... de Paris, âgé de 24 ans, se disant affecté depuis deux ans d'une gastrite qui n'a été soulagée ni par quarante sangsues sur l'abdomen, ni par une diète sévère et lactée, mais a été un peu adoucie par des purgations. Le médecin auquel il est adressé lui défend de boire des eaux de Plombières, conseillées par MM. Portal et Fouquier, en opposition à l'avis de M. B. Mangeant à la même table que M. Thouvenel, président actuel du tribunal civil de Remiremont, qui était arrivé dans un état pire que le sien, avec un catarrhe pulmonaire et fièvre continue, dont le principe datait de plusieurs mois, et voyant sa guérison faire sous ma direction des progrès rapides, tandis que lui restait dans le même état avec sa prétendue gastrite qui l'avait fortement affaibli et amaigri, M. de V... vint me consulter chez moi, accompagné de son commensal. Je demandai à me trouver avec son médecin pour nous entendre, vu que si nous n'étions pas du même avis, il serait embarrassé du choix. Nous nous réunîmes chez lui le lendemain 26 juillet, et, conformément au conseil donné par MM. Portal et Fouquier, je proposai de lui faire boire de l'eau thermale de la fontaine du Crucifix, en commençant par un seul verre le premier jour, et en y ajoutant un peu de lait et d'eau savonneuse pour l'adoucir et la ramener à la température de l'estomac que je craignais d'irriter, sauf à augmenter peu-à-peu la dose après l'observation des effets. Mon avis fut repoussé entièrement par M. G., qui se rangea à l'opinion du docteur de Paris, qui lui avait adressé le malade, sans vouloir permettre même un demi-verre d'eau thermale, adouci par une plus ou moins grande quantité de lait. Le malade resta soumis plusieurs jours aux prescriptions de son premier médecin, qui le tenait au régime, et ne lui laissait prendre que des bains. Cependant, après plusieurs jours de l'attente d'une amélioration qui n'arrivait pas, il se hasarda à boire de l'eau thermale, modifiée comme je l'avais dit, y ayant été encouragé par M. Thouvenel, qui s'en était si bien trouvé. L'eau passa bien, et le malade en prit peu-à-peu davantage, sans interrompre ses bains. L'amélioration de son état et de son appétit ne se fit pas attendre, et son médecin ordinaire, qui s'en apercevait, de lui dire qu'il avait bien fait de ne pas boire d'eau, qu'il s'en serait mal trouvé, et qu'elle aurait augmenté sa gastrite. Après avoir entendu répéter la même chose dans plusieurs visites successives de son gastroiatre, auquel je l'avais abandonné comme de droit, puisqu'il avait été appelé le premier, le malade n'y tenant plus lui dit enfin, quand il eut fait assez de progrès pour ne plus douter de la cause de sa guérison progressive : *Mais, monsieur, vous vous trompez, vous n'avez pas voulu me permettre seulement un demi-verre d'eau du Crucifix, et j'en bois actuellement six verres chaque matin ; ce n'est que depuis que j'en ai fait usage, que j'éprouve du soulagement et une amélioration progressive.* Le médecin non déconcerté lui répond : *Voilà une grande imprudence, et vous verrez plus tard que votre gastrite reviendra, et plus violente qu'elle n'a été.* Cela n'empêcha pas le malade de continuer la boisson de l'eau thermale, ni d'aller faire une visite de reconnaissance, la veille de son départ, à son gastroiatre qui, pour justifier son entêtement, se borna à lui dire : *Ma conscience ne me permettait pas de vous laisser boire de l'eau thermale, sachant combien elle est irritante et nuisible dans les gastrites.* Le malade partit, et je l'ai revu l'année ensuite à Paris et aussi à Plombières, dans un état de santé très satisfaisant, quoiqu'il fût revenu faire une saison dans cette dernière ville, peut-être plus encore pour s'amuser que pour consolider sa guérison, en continuant à boire encore des mêmes eaux, à se baigner, et à faire diverses excursions d'agrément. Il ne me serait pas difficile de rapporter beaucoup d'autres observations pareilles.

En voici encore une que je crois ne pouvoir passer sous silence, parce qu'elle prouve encore la prévention du même médecin, qui, regardant les bains d'eaux thermales de Plombières comme irritans, faisait prendre à madame G., de Paris, des bains d'eau commune, chauffée à la cheminée de M. Plaisance, où logeait cette dame, qui succomba bientôt, après son retour à Paris, à une maladie grave qui semblait n'avoir pas éprouvé d'amélioration à Plombières.

Madame Hulin, âgée de quarante ans, pâle, anémique, avec encore assez d'embonpoint, avait subi trente-huit saignées tant générales que locales, dans l'espace de huit mois, en 1834, pour une maladie survenue depuis environ un an à la suite d'affections morales, vives et prolongées, combattue d'abord comme aménorrhée par l'usage de l'eau-de-vie safranée, conseillée par une voisine, et compliquée d'abord de vomissemens fréquens dans les premiers mois, auxquels avait succédé une chaleur à l'épigastre avec un gonflement de deux à trois pouces d'étendue que la pression en palpant rend douloureuse, et dont la malade se plaint beaucoup; son moral est d'une extrême susceptibilté, elle s'effraie de tout, mais principalement de son état qu'elle croit souvent incurable et qu'elle aggrave par des soucis dont elle dit ne pouvoir se débarrasser, étant la plupart du temps en pleurs; ses digestions sont très difficiles, et elle est sujette à des retours fréquens de diarrhée. Ses premiers médecins ne lui ayant procuré aucun soulagement constant par des saignées réitérées, elle s'est adressée au docteur Chomel, médecin de l'hospice de la Charité de Paris, lequel lui a conseillé de se rendre à Baden ou à Plombières, de faire usage de lait, potages, légumes frais, viandes blanches rôties, fruits cuits ou bien très mûrs, de promenades journalières en voiture, de demi-lavemens d'eau de guimauve ou d'eau de Plombières, de bains tous les jours pendant trois semaines; de faire un repos de quinze jours, et si la digestion ne se rétablissait pas, de prendre avant chaque repas six grains de sous-carbonate de fer dans du pain à chanter. Elle a été prise en route d'une diarrhée qui l'a retenue environ quinze jours à Châlons-sur-Marne. A son arrivée à Plombières, le 3 août 1834, elle s'adresse à un jeune médecin auquel elle m'adjoint le 6 du même mois, où je reconnais l'existence des symptômes précédens conjointement avec des douleurs d'entrailles. Je lui fais d'abord supprimer un cautère qui concourt à l'épuiser, et je lui prescris chaque jour un bain d'eau thermale de Plombières à 27 degrés d'une heure et demie à deux heures au plus de durée, dans chacun desquels elle boira trois gobelets d'eau thermale des Dames, et aux repas de l'eau ferrugineuse de Plombières avec du vin. Pour calmer les douleurs d'entrailles qui me paraissent provenir principalement de ventosités, je lui prescris une potion d'eau de mélisse simple et composée avec addition d'éther et de quelques gouttes de laudanum, en insistant sur l'observance des prescriptions du docteur Chomel, et surtout sur les promenades journalières en voiture, et sur un peu de société chez elle par les temps pluvieux pour faire diversion à ses inquiétudes et à ses affections morales.

Le 7, insomnie, picotemens et élancemens dans le bras droit avec des douleurs articulaires qui ont un instant assiégé la poitrine et le cœur avec un sentiment de défaillance en cessant de se faire sentir dans le bras où elles se sont ensuite reportées et fixées. Le lendemain 8, impotence du bras droit avec augmentation des douleurs articulaires, et rétraction des doigts dans la main sans pouvoir les allonger ; mais la malade eut hier l'imprudence de se promener en voiture jusqu'à huit heures du soir, où le serein devient dangereux pour tous les baignans. Je fais continuer le même usage des eaux et boire dans la chambre une infusion de fleurs de sureau tiède. Le 9, même état et désolation extrême. Je vois un rhumatisme articulaire dans cet épiphénomène qui est venu compliquer l'état maladif précédent, et je fais baigner et boire la malade à l'ordinaire, et au sortir du bain où je ne la retiens qu'une heure, pour ménager ses forces considérablement épuisées, je la fais transporter contre la porte d'une étuve du grand bain où j'avais remarqué une ouverture carrée qu'on pouvait ouvrir et fermer au gré de ceux qui se trouvent au milieu de vapeurs chaudes où il eût été dangereux d'exposer le corps de la malade. L'accompagnant moi-même, je lui fais seulement introduire tout le bras malade jusqu'à l'épaule dans l'étuve, le reste du corps restant à l'air libre; mais couvert de vêtemens suffisamment chauds. En peu d'instans tout le corps se trouve en sueurs; on soutient la malade pendant près d'un quart d'heure, puis on la reporte en chaise à porteur chez elle dans un lit chaud, où les sueurs continuent pendant près de deux heures. La nuit, pour calmer la douleur on enveloppe la main d'un cataplasme tiède de farine de graine de lin, cuite dans de l'eau de capsules séminales de pavots. Le 10, la douleur est moindre, et la malade allonge les doigts; son moral est un peu rassuré. Continuation de la boisson, du bain et de l'étuve d'eau thermale à l'ordinaire. Le 11 et le 12, amélioration progressive par les mêmes moyens. Dans la nuit du 13 au 14, la malade dort six heures de suite, et le verre de lait qu'elle a coutume de prendre entre onze heures et minuit, ne pouvant guère manger de jour, se retrouve entier le matin sur la table de nuit. Dès cet instant, Mme Hulin reprend ses promenades accoutumées, continuant à se baigner chaque matin une heure et demie, et en buvant trois ou quatre verres d'eau thermale durant le bain; son appétit, ses digestions, ses forces et sa gaîté naturelle, avec un sommeil de six heures au moins chaque nuit, reviennent progressivement et la mettent en état de faire de petits voyages à Remiremont et ailleurs, jusqu'au 22, où, étant allée à l'église et ayant trouvé un catafalque qui rappela la perte qu'elle avait faite de sa fille unique à l'âge de seize ans, elle fut reprise de spasmes avec syncope, étouffemens, tristesse et douleurs hypocondriaques, qui se reproduisirent encore par intervalles les jours suivans. Le 28, la malade ayant, par agrément et bienséance de société, résisté long-temps à la faim qui la pressait, et appris aussi qu'une personne de sa connaissance était dangereusement malade, eut un violent retour de spasmes avec étouffemens et pesanteur d'estomac; et dans la nuit du 28 au 29, le jeune médecin auquel elle s'était d'abord adressée, et que j'avais engagé à lui continuer ses visites avec moi, crut, en mon absence, devoir lui appliquer deux sinapismes à l'intérieur des cuisses pendant environ une heure. Le reste de la nuit est très agité; et dès le 30 au matin, douleurs atroces, mouvemens convulsifs, rétraction des jambes sur les cuisses, enflure et dureté des cuisses avec érythème intense et insomnie complète. Ne pouvant plus sortir pour aller au bain des Dames, en face de la maison de M. Blaise chez qui elle logeait, on lui a fait un bain d'eau thermale dans sa chambre, qui ne la calme pas. Elle y était à ma première visite du 30. Le trouvant à 28 degrés R., j'en fais abaisser la température à 27, et j'y fais ajouter une once d'extrait de saturne (acétate de plomb liquide), et bientôt ses douleurs s'apaisent, et ne reviennent qu'après qu'elle est sortie du bain, mais avec un peu moins de violence, de rougeur et de dureté dans les cuisses. Hors du bain, je fais appliquer des compresses imbibées d'un mélange de deux gros d'extrait de saturne dans une pinte et demie d'eau, ce qui la soulage aussi un peu. Le 31 août, madame prend deux bains d'eau thermale, avec addition d'une once d'extrait de saturne dans chacun, où elle reste près de quatre heures, et dort environ trois heures au sortir du second. Le 1er septembre, madame ne souffre presque plus; elle allonge bien les jambes, les cuisses ne sont plus guère rouges ni dures, il s'en detache des lambeaux d'épiderme. Le 2, tout est rentré dans l'ordre naturel, et elle ne prend plus que deux heures de bains d'eau thermale avec extrait de saturne, et je l'engage à supprimer ce dernier, ne souffrant plus et dormant bien. A mon départ de Plombières, le 10 de septembre, cette dame était dans un état de bien-être très satisfaisant, quoiqu'elle éprouvât encore des digestions pénibles, quand elle dérangeait l'heure de ses repas et de son sommeil.

On peut conclure des deux observations précédentes qu'il faut savoir bien saisir les indications que présente une maladie, pour y conformer l'usage de nos eaux, et que c'est la manière de les administrer qui les rend profitables ou nuisibles à ceux qui viennent leur demander guérison, comme l'a fort bien indiqué Lemaire, page 7 de son *Essai* déjà cité, où il s'exprime de la manière suivante :

« Je puis assurer avec sincérité, que dans l'espace de trente-six ans que j'ai fréquenté ces eaux de Plombières, et dont j'ai passé sur les lieux les deux tiers des saisons propres à les prendre, je n'ai remarqué que très peu d'accidens qui n'aient eu pour cause ou l'ignorance ou la témérité, et souvent l'une et l'autre en même temps : lesquels il auroit par conséquent été facile de prévenir par une administration plus éclairée et plus prudente. J'ajoute que j'ai souvent rencontré à Plombières des malades sur le point de quitter les eaux, parce qu'après les avoir prises pendant un certain temps, loin de sentir du soulagement, ils s'en trouvoient incommodés; à qui cependant elles ont fait merveilles, lorsqu'ils ont changé de méthode. Il s'en est trouvé d'autres dont les eaux prises pendant une, et quelquefois deux saisons, avaient considérablement inspiré le mal, qui ont été parfaitement guéris par l'usage des mêmes eaux, administrées d'une manière plus convenable, de sorte qu'un médecin au fait de la nature et de la manière d'opérer de ces eaux, se trouve souvent en état de réparer les brèches qu'une administration illégitime a occasionnées. On pourroit en citer un bon nombre d'exemples, si on ne craignoit d'être plus long qu'il ne convient pour une méthode courte et abrégée. »

Ce passage d'un ancien praticien très sage, dont l'ouvrage peut encore le disputer avec avantage, pour la bonté des préceptes, à beaucoup d'autres plus récens, me rappelle plusieurs observations que je pourrais citer à l'appui, et dont je me contenterai de rapporter la suivante. M. V., curé de Saint-Thomas-d'Aquin, à Paris, était venu à Plombières dans l'espérance de s'y guérir d'un embarras du foie, avec teint jaune et gonflement du ventre. Le médecin auquel il s'était adressé le fit boire et baigner sans succès, et le malade, avec qui le hasard me fit lier conversation au salon, me dit qu'il allait retourner à Paris avec le regret d'être venu aux eaux, qui lui avaient fait plus de mal que de bien. Je lui fis quelques questions sur son état, sans intention de le retenir, et j'appris entre autres choses, que, n'allant plus à la garde-robe qu'avec grande difficulté et au bout de plusieurs jours de constipation, il était rempli de vents qui lui causaient un grand malaise, ne pouvant les rendre par le haut ni par le bas. Pourquoi, lui répondis-je, ne dites-vous pas cela à votre médecin, qui vous ferait prendre des lavemens ou des douches ascendantes? Je le lui ai dit plusieurs fois, et en effet, il m'a conseillé des lavemens, qui restent ordinairement sans effet. Eh bien, il fallait les remplacer par des douches ascendantes, lui répliquai-je. Alors il me demanda ce que c'était et comment il fallait en user, sur quoi je le satisfis de mon mieux. Il différa son départ de quelques jours, pendant lesquels il usa du moyen que je lui avais indiqué et de la manière que je lui avais prescrite. Il s'en trouva si bien au bout de très peu de jours, qu'au lieu de partir, il changea de résolution et fit encore une saison après laquelle son état fut très amélioré. Quoique je n'eusse pas été son médecin à Plombières et que je ne lui eusse donné mon avis que par circonstance et comme en passant, il m'a ensuite adressé plusieurs baignans de sa connaissance, qui sont venus après lui à Plombières.

J'ai déjà remarqué incidemment que, pour faciliter la boisson des eaux thermales, il fallait d'abord en commencer l'usage par de petites quantités, et ne les pas boire sans mettre un intervalle suffisant entre les doses; qu'il y avait des estomacs et des idiosyncrasies qui demandaient en outre quelque addition en forme de correctif, comme du lait froid, propre à tempérer la chaleur de l'eau, et plus particulièrement indiqué dans la toux et l'irritation du canal alimentaire; du petit-lait et de l'eau de chiendent ou de chicorée dans la paresse du ventre; un sirop agréable, non acide; un petit morceau de sucre dans la bouche, après la boisson, ou dans le verre avant; une infusion de racines de réglisse écrasées, qu'on met infuser dans une bouteille d'eau thermale la veille, et même, si l'on veut, dans de l'eau ordinaire, en plongeant le verre qui la contient dans de l'eau thermale, etc. Ce dernier correctif est celui qui m'a paru réussir le plus généralement, ayant pour effet, employé froid, d'abaisser la température de l'eau chaude et d'en changer la saveur et le goût, sans lui laisser le temps de se décomposer.

Il arrive souvent qu'après avoir pris sans répugnance ni difficulté de l'eau thermale, même seule et en assez grande quantité, les malades en prennent un dégoût et se plaignent qu'elle ne passe plus. Dans ce cas, si l'appétit est devenu en même temps moins actif, ou que l'on éprouve un mauvais goût et comme du déboire, j'ai fait prendre un grand nombre de fois, et toujours avec succès, un léger purgatif d'une once de sulfate de magnésie ou de soude, fondu dans un verre d'eau thermale, que l'on avale d'un trait, en buvant immédiatement de la même eau seule ou sucrée. Cette purgation réussit bien aux malades qui n'éprouvent point de douleur dans le canal alimentaire, et ils peuvent aussi la prendre dans une tasse de bouillon aux herbes ou de veau très léger, en continuant de prendre ensuite quelques autres tasses, de loin en loin, de ce bouillon ou d'eau thermale. Chez les personnes qui éprouvent des coliques ou une autre irritation intestinale, je remplace le sel purgatif par une seule once d'huile de ricin dans une tasse de bouillon chaud, ou, dans les catharres pulmonaires et la persistance d'une toux chronique avec dyspnée, par trois onces de manne fondue dans un grand verre de lait, dont on avale la colature tiède d'un trait. Là-dessus je laisse prendre, à ceux qui en ont l'habitude et le goût, quelques tasses de thé léger, et aux autres une infusion théiforme de véronique mâle avec sucre, du bouillon aux herbes ou du bouillon ordinaire coupé. Il est rare que j'emploie des purgatifs plus actifs ou à plus forte dose. Le lendemain de la purgation, ou le surlendemain, les malades ont recouvré l'appétit et la facilité de boire les eaux thermales.

Les adeptes de la nouvelle école se garderont bien d'employer et d'approuver de pareils moyens, pour lesquels ils ont une antipathie aussi grande que pour la boisson des eaux, parce que, pour eux, l'expérience et l'observation ne sont rien auprès du système auquel ils ne dérogent jamais, dût le malade languir des années entières ou aller *ad patres*. Il est vrai qu'en cela ils sont conséquens; car comme ils ne laissent pas boire d'eaux médicinales, leurs malades n'en peuvent prendre dégoût; et comme leur traitement physiologique est restreint aux seules applications extérieures, telles que sangsues, cataplasmes, bains et exutoires, tous moyens usurpés sur la chirurgie par la médecine de l'époque, ce serait déroger que de céder à l'indication et au besoin du plus léger laxatif; sauf le chapitre des lavemens et des douches ascendantes, sur lesquels les opinions sont partagées, parce que la physiologie du rectum n'est pas encore bien assise sur le fondement de la doctrine. Voici un exemple qui prouve ce que je viens de dire.

M. de M., préfet des Vosges, avait fait à pied, par une chaleur extrême, une promenade à la maison du père Vincent, à environ une petite lieue de Plombières, promenade fatigante à cause des inégalités du terrain; il y avait pris du lait froid ayant très chaud; puis, après s'être reposé, il était revenu chez lui, à Plombières, avec un malaise qui, le lendemain, se caractérisa en douleur de l'hypocondre droit, plus vive vers le rein de ce côté, avec perte de l'appétit, teint jaune, langue pâle et limoneuse. Son médecin jugeant qu'il était atteint d'une inflammation du rein droit, le saigna et lui fit prendre un bain tiède, dont le malade éprouva un soulagement et une détente momentanée, parce que l'affaiblissement des forces affaiblit aussi les douleurs; ce qui a été très en aide à l'établissement de la doctrine physiologique. Le médecin du malade fut obligé le lendemain de s'absenter pour quatre ou cinq jours, et je fus chargé, durant son absence, de soigner le malade. Son teint et l'état de sa langue, avec le gonflement du ventre, me firent juger de prime abord que le foie était affecté, et je prescrivis un bouquet de sangsues à l'anus pour dégorger le système de la veine-porte, des lavemens et la continuation des bains à une température très douce, d'une tisane mucilagineuse, et de la diète à laquelle le malade se condamnait lui-même par une répugnance pour toute espèce d'alimens; ce qui soulagea encore momentanément, et me mettait en concordance avec son médecin. Le lendemain, continuation des mêmes moyens, à l'exception des sangsues, sans aucun soulagement. Voyant la langue plus humide et plus saburrale avec une teinte plus jaune de tout le corps, et gonflement persistant du ventre, je proposai une once d'huile de ricin au malade, qui repoussa avec opiniâtreté ma proposition, disant que son médecin, en partant, lui avait bien défendu de se purger. Que faire, pour remplir l'indication qui me paraissait manifeste? Après des explications inutiles, me voyant débouté de mon instance par le malade, qui persistait dans sa résolution immuable, je me résignai à attendre plus de docilité par la persistance de la douleur, en proposant toutefois, pour l'adoucir, un clystère laxatif composé de deux onces de manne, sous la réserve de plus de docilité de la part du malade, s'il en éprouvait le soulagement que j'en attendais. Si madame son épouse et la douleur n'étaient venues à mon secours, je n'aurais peut-être pas encore triomphé de la résistance du malade pour arriver, par ce chemin détourné, à la guérison de son affection. La manne fut administrée le soir par la voie indiquée, et, après trois sessions fondamentales, soulagement très marqué, et retour d'un peu de sommeil qui manquait depuis le début de la maladie. Ayant la parole du malade sous bénéfice d'inventaire, je lui fis administrer le lendemain matin une once d'huile de ricin dans une tasse de bouillon, qui opéra de nombreuses et abondantes déplétions avec l'enlèvement total de la douleur. Le lendemain, retour du médecin ordinaire, qui donna au succès du moyen qu'il avait prohibé une explication conforme à sa doctrine, en disant que la purgation n'avait fait que déplacer le mal, en portant l'irritation sur le rectum, et que l'inflammation du rein n'était qu'assoupie et palliée, quoiqu'il l'eût trouvé sans souffrance et travaillant à sa correspondance comme en parfaite santé. Le préfet qui, nous avait invité tous les deux à dîner avec lui pour le lendemain, ne parut plus, à table, avoir été malade. Cela n'empêcha pas son médecin ordinaire de lui prescrire un régime et l'usage des eaux de Contrexeville, pour empêcher le retour d'une néphrite qu'il n'avait pas eue. N'en prévoyant pas grand inconvénient, je gardai le silence *ad majorem artis medicæ gloriam*, dans la crainte de quelque autre indisposition par les mêmes causes, laquelle on aurait probablement attribuée à mon opposition. Voilà ce que c'est qu'un médecin physiologiste, retranché dans sa conscience, fort inexpugnable, où peuvent se retrancher le bien et le mal ; car c'est encore du médecin consciencieux qu'il s'agit dans l'observation précédente.

Les eaux de Plombières, en boisson, provoquent quelquefois une diarrhée de deux ou trois jours, qui, toujours favorable aux malades, doit être abandonnée à elle-même, si elle ne devient trop fatigante, et que l'on peut suspendre seulement au besoin, durant la nuit, par un lavement de décoction de capsules séminales de pavots, ou par un lavement de décoction de graines de lin ou de son, en y ajoutant quelques gouttes de laudanum de sydenham : on conseille en même temps un régime d'alimens doux et un peu moins copieux, et cela suffit dans la plupart des cas. Si la diarrhée persistait, ce serait au médecin à voir si elle demande une déplétion saburrale, une boisson adoucissante et calmante, ou simplement l'interruption de l'usage des eaux. Si la diarrhée provenait du refoulement de la transpiration par refroidissement, on la ferait cesser par l'usage des bains de vapeurs. Plus ordinairement les eaux de Plombières, en boisson, constipent et fortifient les intestins, agissant par les sueurs ou les urines, quand, ne trouvant point d'amas glaireux ni d'autres saburres dans les premières voies, l'absorption en est complète. Dans ce cas, on remédie à la constipation par l'usage des lavemens, des douches ascendantes ou de la magnésie décarbonatée, à la dose d'une cuillerée à café délayée dans de l'eau sucrée ou un peu de bouillon à déjeuner ou à dîner. On peut aussi, dans des embarras considérables et invétérés du ventre, faire ajouter deux gros de sulfate de potasse, ou une dose un peu plus forte d'un autre sel dans le premier verre d'eau thermale que boit le malade dans son lit, en se promenant, ou au bain, car elle se boit dans ces trois positions assez indistinctement, quoique le temps du bain ou de la promenade sous les arcades et dans la ville soit plus convenable dans les cas ordinaires.

Ayant déjà parlé incidemment de la boisson des eaux thermales, je n'insisterai pas plus longtemps sur leur usage, et j'ajouterai seulement que dans les cas assez rares où les malades ne les supportent pas, de même que dans les chaleurs d'entrailles, et lorsqu'elles produisent trop d'activité dans la circulation du sang, il convient d'y substituer l'usage de l'eau savonneuse, et dans les grandes débilités avec pâleur, celui de l'eau ferrugineuse qui peut aussi se boire à table, seule ou avec du vin, aussi bien que la savonneuse, celle-ci étant peu différente de l'eau commune au goût. Il y a des cas où l'eau ferrugineuse remédie à la constipation; ce qui est encore un motif pour la prescrire.

A l'usage de la boisson des eaux thermales, on associe ordinairement celui des bains, contre lesquels il y a beaucoup moins de préventions, quoiqu'ils puissent également devenir utiles ou nuisibles par la manière de les administrer. Ils peuvent varier sous les rapports de leur opportunité, de leur durée, de leur température, de leur profondeur et de leur composition.

Opportunité. Le temps le plus convenable pour prendre les bains, c'est quand la digestion est faite, c'est-à-dire le matin, à jeun, comme cela se pratique habituellement, quoique l'on en puisse prendre aussi dans la soirée ou à toute autre heure du jour, pourvu qu'il y ait quatre ou cinq heures d'intervalle depuis le dernier repas. A Plombières on se presse de les prendre de très grand matin, je dirai même quelquefois trop matin, car j'ai vu des personnes y éprouver du malaise avec des soulèvemens d'estomac, des nausées et même des vomissemens, que les malades attribuaient d'abord à la boisson des eaux, mais qui cependant persistaient quand on cessait de faire usage des eaux en boisson. C'est ce qui a le plus souvent lieu chez les personnes qui, ayant l'habitude de se lever tard, ou qui digérant difficilement et lentement, se font éveiller pour aller au bain, afin de ne pas perdre leur tour, ou de n'être pas de la dernière série; car, à Plombières, l'inspecteur actuel a établi, avec l'autorisation du préfet, trois séries de bains, chacune de deux heures, dont la première de 4 à 6 heures du matin, la seconde de 6 à 8, et la troisième de 8 à 10, sans s'inquiéter si les heures du sommeil et des repas en seraient dérangées aussi bien que les digestions. Cela ne pourrait pas être mieux ordonné pour faire naître des gastrites, et empêcher celles qui existent de se guérir, puisque la digestion des uns n'est pas faite à l'ouverture de la première série, et que celle des autres ne peut guère se faire après la troisième, surtout s'ils boivent des eaux minérales aux bains; l'observation ayant démontré qu'en mangeant trop tôt après la boisson des eaux, surtout des alimens solides, les digestions en souffrent et produisent un malaise que l'on n'attribue pas toujours à leur véritable cause. Il en résulte un autre inconvénient, c'est que les baignans de la dernière série ne peuvent profiter du déjeuner commun à table d'hôte, ou ne peuvent se recoucher après leur bain, quoique l'expérience ait prouvé qu'un bain est ordinairement plus nuisible que profitable, quand, en le quittant, on n'a pas eu la précaution de se remettre pendant environ une heure ou plus long-temps dans un lit chauffé pour se ressuyer. Voilà les résultats d'un classement que l'on pourrait tout au plus imposer à des personnes que l'on paie, et point à des personnes qui paient. Avant l'introduction de cet ordre de séries, il aurait fallu, dans l'impossibilité d'obtenir des séries d'estomacs en état de s'y conformer, obtenir au moins des logeurs qu'ils voulussent bien faire des séries de déjeuners, ou en remettre le service à onze heures ou midi, comme à Paris, et comme cela se faisait autrefois à Plombières, en accordant aux baignans des deux premières séries qui le demanderaient, un bouillon, du lait, du chocolat, voir même du café et du thé à ceux qui en ont l'habitude et n'en éprouvent point d'inconvénient, car je tiens que l'intolérance des alimens qui réussissent à l'un pour lui faire adopter ceux qui ne conviennent qu'à un antre, est rarement utile. Je conclus de tout cela que quand une personne se trouve mal au bain ou dans la journée pour s'être levée trop matin, il faut la faire changer de série, ce qui n'est pas toujours facile ni même possible, et qu'il faut en agir de même, si cela arrive par le besoin d'une alimentation trop retardée chez les personnes faibles qui, mangeant peu à la fois ou digérant mal, n'ont pas l'estomac aussi complaisant que celui d'un médecin, ni assez de forces pour attendre longtemps. Pour parer à la difficulté d'obtenir des bains à des heures plus commodes, ce serait d'aggrandir les bassins communs, et de supprimer les séries toutes rigoureusement composées de deux heures de bains, quoique plusieurs personnes ne les prolongent pas au-delà d'une heure ou d'une heure et demie, en laissant aux garçons chargés de leur préparation la faculté d'y admettre un remplaçant dès l'instant de la vacance de la baignoire ou du cabinet. Il faudrait aussi leur laisser la faculté du remplacement des personnes qui décommandent leur bain pour un ou plusieurs jours. Les baignans qui n'auraient pas encore assuré de baignoires pour une heure fixe et régulière, car je n'entends pas qu'à défaut d'une série de deux heures, quand une heure suffit, on prive les étrangers de l'avantage d'une régularité fixe, sur laquelle ils puissent compter exclusivement, au risque de perdre leur bain s'ils ne s'y rendent à l'heure convenue; je dis donc que les baignans, qui n'auraient pas encore pu se classer, ou auxquels un trop long sommeil, un voyage ou tout autre obstacle auraient fait manquer le bain à heure convenue, pourraient envoyer une personne de service savoir s'il n'y a point de baignoire vacante pour la retenir, sans que la sagesse de l'inspecteur, qu'on cherche quelquefois en vain ou long-temps avant de le rencontrer, ait besoin d'intervenir pour chaque bain. Alors il se perdrait beaucoup moins de temps et de bains que dans l'ordre actuel, et il s'élèverait aussi moins de plaintes de la part des baigneurs. *Faxit Deus!* Dieu le veuille.

Durée des bains. Je n'ai pas grand'chose à dire sur la durée des bains, qui est le plus ordinairement de deux heures à Plombières, si ce n'est au commencement, où il est prudent de rester moins, tant pour s'y accoutumer que pour étudier ce qui résulte de leur usage; car j'ai connu plusieurs personnes qui n'en pouvaient pas même supporter une heure, quelle qu'en fut la température. On en augmente progressivement la durée, en commençant, et on la diminue de même en finissant. Il y a des malades qu'on y retient quatre heures de suite et même plus, mais cela peut leur faire plus de tort que de bien, s'ils en éprouvent de la fatigue au lieu de soulagement et un sommeil moins tranquille au lieu d'être plus calme. C'est au médecin que l'on a choisi à en régler la durée selon les indications qui se présentent.

La température du bain varie aussi beaucoup, et il convient quelquefois de la rabaisser à 26 degrés Réaumur, et même davantage pour les personnes hystériques, hypocondriaques, très nerveuses ou très impressionnables, sauf à en abréger la durée, et à ne les y laisser qu'une demi-heure, si elles supportent difficilement cette température. Dans l'usage le plus commun, on met la température à 27 degrés, et on la porte à 28 et au-delà pour ceux qui ont des rhumatismes, des refroidissemens, des démangeaisons, des dartres ou autres éruptions cutanées, des paralysies, des raideurs dans les membres, etc. Dès que le bain produit une pesanteur de tête avec rougeur du visage, ou un sommeil agité, il convient d'en rabaisser la température, ou d'en abréger la durée, et si cela ne suffit pas, de pratiquer une saignée générale ou locale, laquelle devient aussi nécessaire dans la dyspnée et chez tous les sujets incommodés par la pléthore sanguine. C'est au médecin à juger de sa nécessité ou de son opportunité, pour rendre les bains salutaires. Plus les bains font d'impression, moins il faut les prolonger, et il en est de même quand ils fatiguent.

La profondeur des bains est jusqu'au cou dans les cas les plus extraordinaires. Mais dans les affections de la tête et de la poitrine, il serait dangereux de s'y plonger plus profondément que jusqu'au creux de l'estomac; et si, à cette hauteur, la tête ou la poitrine se trouvaient encore embarrassées, il faudrait se borner à des bains de jambes chauds et à des douches descendantes sur les extrémités inférieures, et ascendantes pour tenir le ventre libre.

La composition des bains doit varier aussi selon les indications; mais pour les cas les plus ordinaires, la meilleure composition est formée par la nature même des eaux de Plombières, qu'on ne doit modifier que par exception pour des cas particuliers, en y ajoutant soit du sulfure de soude ou de potasse, dans les affections opiniâtres de la peau, soit de l'acétate de plomb dans la trop grande sensibilité de cette dernière, ou un sac de deux ou trois livres de son sur lequel le malade s'assied dans sa baignoire, pour rendre le bain plus détersif. On y ajoute aussi d'autres correctifs, comme amidon , plantes émollientes , etc., etc.

Il me reste à dire un mot sur les douches et les bains de vapeurs dont on n'use guère qu'à la sortie du bain, qui alors doit être moins long que de coutume.

La douche descendante, à raison de la chaleur et de la percussion qu'elle opère, a pour objet principal d'augmenter la circulation et la chaleur dans la partie qui la reçoit, pour dissiper un engorgement, un refroidissement, une faiblesse, une raideur ou un amaigrissement partiels, de même que pour opérer une dérivation sur les extrémités inférieures, en faveur des souffrances de la tête ou de la poitrine; d'où l'on peut induire qu'elle a deux effets principaux, la résolution et la dérivation. Quand une partie est très sensible ou douloureuse, il est rare que la douche lui soit profitable, même en diminuant le degré de hauteur, de température, et de volume de la colonne d'eau, et en la promenant sur les parties environnantes du mal. Si elle excitait une augmentation de douleur qui persistât encore long-temps après son usage, il faudrait y renoncer. J'en ai usé pour moi-même avec succès pour un fourmillement avec insensibilité d'une partie du pied, qu'elle a dissipé entièrement, conjointement avec l'usage des bains et de l'eau en boisson, dans une saison à Plombières. Mais je n'en éprouvais qu'une augmentation de chaleur sans douleur. J'ai connu un baignant, qui sous la direction d'un médecin de Bourbonne, où il s'était rendu pour dissiper la douleur d'un pied plus concentrée dans le gros orteil, y détermina une gangrène sénile qui nécessita l'amputation, pour avoir continué pendant toute une saison la douche descendante sur cette partie, malgré la douleur qu'il en éprouvait chaque fois, même après en avoir diminué la hauteur et le volume.

La douche ascendante peut, comme lavement, devenir très utile dans les embarras de l'abdomen, la constipation et le relâchement de l'anus; mais il faut savoir en user et ne pas en abuser, car l'abus est suivi ordinairement d'hémorrhoïdes, qui, au reste, ne produisent d'autres dommages que la douleur et la gêne, et qui dans bien des cas sont désirables pour remédier à des affections du foie, de la poitrine et de la tête. Pour en user convenablement, il ne faut pas, lorsqu'elle entre en fonctions, s'obstiner à retenir l'eau en grande quantité, ce qui causerait une distension et un gonflement plus nuisible qu'utile ; il convient, au contraire, de la laisser monter et redescendre en parabole, sans effort aucun, pendant une ou deux minutes, pour préparer l'évacuation par la détrempe et la dilatation; puis de n'en retenir qu'une quantité modérée que l'on rend avec ce qui s'en suit, sans se déplacer; sauf à recommencer le manége deux ou trois fois, sur le siége, ou jusqu'à ce que débarras s'en suive. A mon arrivée à Plombières, il était d'usage de montrer à ceux qui se rendaient à la douche un siége à lunette voisin, où on leur disait d'aller rendre la douche, et pour ne pas y aller inutilement, ils recevaient autant d'eau qu'ils pouvaient en garder, et se gonflaient le ventre de manière à se fatiguer et à en éprouver du malaise. Cette méthode routinière, que j'ai beaucoup contribué à faire cesser, la déconseillant à mes malades, comme nuisible, n'est presque plus suivie, et les douches sont moins redoutées qu'autrefois, quand les malades, selon leur expression, se gonflaient comme des grenouilles.

La douche ascendante vaginale s'emploie avec succès dans les écoulemens séreux et muqueux, soit qu'ils proviennent d'atonie et de relâchement, d'aménorrhée ou de dysménorrhée.

L'eau de plombières suffit ordinairement sans y faire aucune addition. Cependant on peut, dans une grande sensibilité, l'adoucir par une addition d'eau de son, de décoction de têtes de pavots ou d'une légère dose d'opium; mais on ne doit recourir à ces additions que bien rarement, avec prudence et discernement, d'après l'avis de son médecin. Dans le relâchement des parties avec chaleur et boursouflement, l'addition d'une peu d'extrait de Saturne ou d'alun serait la plus convenable. Cependant pour s'assurer de l'utilité et de l'innocuité de ces additions, je crois qu'il faut toujours les faire essayer auparavant en injections tempérées avec une seringue à tête d'arrosoir à l'usage des femmes.

L'ÉTUVE est ordinairement réservée pour la dernière moitié ou le dernier tiers d'une saison, car il est bon de s'y préparer par des bains, pour assouplir les tissus de la peau. Bien administrée, c'est une ressource très efficace dans les affections invétérées et rebelles qui proviennent de refroidissemens dans les bivouacs, de rhumatismes aigus ou chroniques, dans les fluxions et les torticolis, les contorsions de la bouche, les paralysies, les raideurs ou rigidité des membres, les otalgies, les maladies de la peau et autres affections qui réclament de la chaleur, des sueurs et une transpiration plus active avec une plus grande régularité de la circulation.

Pour terminer le chapitre de l'usage des eaux thermales minérales de Plombières, je dois ajouter en faveur des baignans qui croiraient pouvoir se diriger eux-mêmes, d'après les indications générales que j'ai consignées dans cet ouvrage, que l'application qu'on en peut faire n'est pas de leur compétence, et qu'elle demande des connaissances médicales que les meilleurs médecins n'ont pas toujours, s'ils n'ont étudié la pratique des eaux, quoique par les notions générales qu'ils ont acquises sur leur manière de traiter, ils soient très en état d'indiquer à leurs malades celles qui sont les plus propres à opérer leur guérison.

CHAPITRE IX.

Du régime alimentaire durant l'usage des eaux.

Un malade m'avait écrit, en me demandant la solution de cette question : *Quels sont les alimens les plus venteux et les plus difficiles à digérer?* Voici ma réponse à laquelle je bornerai l'étendue de ce chapitre.

En général, la viande qui n'est pas dure ou coriace, ni très grasse, les œufs, le poisson, le riz, la semouille, le vermicelle, les pommes de terre farineuses bien cuites, les scorsonnères, les salsifis, les laitues cuites, la chicorée cuite, les haricots verts, tant au gras qu'au maigre, le lait et laitage sont les alimens les moins venteux et les plus faciles à digérer, et ils nourissent sous un assez petit volume. Les épinards, l'oseille farcie, les petits pois, les omelettes, les œufs au beurre ou sur le plat, le beurre frais, les pâtisseries cassantes ou légères, telles qu'échaudés, macarons, biscuits, étant un peu moins faciles à digérer que les premiers, doivent être pris plus modérément et plus rarement, sans que l'on soit obligé de s'en abstenir totalement, parce qu'un peu de variété est plus favorable pour entretenir l'activité de l'estomac et conserver la santé, que ne le serait une trop grande uniformité et un régime restreint à un très petit nombre de mets; car, une diète trop sévère nuit souvent encore plus à la santé, qu'un léger abandon qui n'est pas trop fréquent. Aussi les enfans et les convalescens que l'on restreint à l'usage du lait, des viandes blanches, telles que le veau et le poulet, et aux mets sucrés ou aux friandises, restent long-temps faibles et délicats, et leur estomac ressemble à un enfant gâté que tout irrite : c'est d'eux que l'on peut dire : *qui medicè vivit, miserè vivit.*

L'on appelle alimens grossiers et venteux les légumes secs, tels que pois, haricots, lentilles, lard, viandes grasses ou dures dont la mastication brise difficilement les fibres, le pain mal cuit et mal levé, trop peu rassis, les fruits acerbes et cassans, les peaux et pelures dures qui enveloppent les fruits, les choux, le melon, les radis, les œufs cuits durs, surtout les blancs d'œufs durcis, les noix et amendes, les pâtisseries lourdes et compactes, les feuilletés et toutes les pâtisseries non cassantes qui sont saturées de graisse, et celles qui s'écrasent comme une cire molle, les fromages (excepté le blanc ou fromage à la crême), les fruits cuits, quand on les mange chauds, les concombres, les cornichons; voilà les alimens les plus ordinairement nuisibles. Encore, est-il permis de manger un peu de fromage, quand il ne donne pas de renvois, ainsi que du beurre bien frais, quand on en prend modérément et comme par supplément, comme l'indique ce vers de l'école de Salerne :

Caseus ille bonus quem dat avara manus.

Il en est de même des noix et des amandes, ce qui a fait dire aussi :

Una nux prodest, secunda nocet, tertia mors est.

Le mot *tertia* indique l'excès qui peut nuire beaucoup. Les pois, les fèves, les lentilles, etc., en purée et en petite quantité, peuvent aussi ne pas incommoder, quand le goût de celui qui en mange y est porté, et c'est sous ce rapport que l'école de Salerne a dit aussi :

Pellibus ablatis, sunt pisa bona satis.

Enfin du côté des fruits, le raisin sans avaler la peau, les poires fondantes, les prunes bien mûres qui lâchent le noyau, les pommes pelées et cuites en marmelades avec de l'eau et du sucre, les pêches bien mûres et pelées, ou cuites, les fraises bien sucrées, les cerises, sont des alimens propres à tempérer la chaleur du corps et à faciliter les évacuations alvines sans nuire aux digestions, à moins qu'ils ne soient très acides et pris outre mesure; c'est dans ce dernier cas que les raisins et les cerises peuvent produire la diarrhée qui, au reste, est quelquefois utile en débarrassant le tube intestinal et en facilitant l'évacuation de la bile surabondante, durant les chaleurs de l'été avec lesquelles la nature fait sagement coïncider la maturité des fruits rouges. A défaut de fruits, la salade peut aussi convenir au dessert, pour tempérer le trop de chaleur des entrailles. Les mets sucrés, tels que crêmes au sucre, plombières, méringues, œufs au lait, confitures, sont aussi des alimens adoucissans, mais il faut en user avec réserve, ainsi que de toute espèce de friandises.

Quant aux boissons, l'eau simple fraîche avec un peu de vin ou sans vin, est la plus naturelle et la plus convenable. Le vin pur et généreux, l'eau-de-vie, les liqueurs alcooliques conviennent rarement à la santé, et il faudrait n'en user que comme médicament, lors, par exemple, qu'ayant bu de la bière, l'on éprouve des coliques ou lorsqu'on s'est refroidi, alors un petit verre d'eau-de-vie ou de vin généreux peut faire cesser ces coliques, etc. Le café est ami de l'estomac et ennemi des nerfs; on peut s'en permettre l'usage avec discrétion. Mais il nuit à la santé et rend le sommeil difficile, dès qu'on en prend beaucoup. Il facilite le travail du cabinet en produisant une excitation nerveuse qui dissipe le sommeil, et voilà pourquoi Fontenelle prenait de ce *poison lent*, malgré les avis de son médecin, et pourquoi aussi Delille et Voltaire l'ont appelé *liqueur intellectuelle*. En résumé, les meilleurs alimens sont ceux qui, pris sans répugnance, nourrissent sous un petit volume et ne causent ni pesanteur ni somnolence après leur ingestion. *Voilà la loi et les prophètes de la diète.*

FIN.

www.ingramcontent.com/pod-product-compliance
Ingram Content Group UK Ltd.
Pitfield, Milton Keynes, MK11 3LW, UK
UKHW022055260726
13993UKWH00001B/126

9 782019 980153